U0273978

黄煌 ◎ 著

黄煌经方医话

临床篇

· 第2版 ·

中国中医药出版社

· 北京 ·

图书在版编目（CIP）数据

黄煌经方医话.临床篇/黄煌著.—2版.—北京：
中国中医药出版社，2020.7（2023.12重印）
ISBN 978-7-5132-6148-7

Ⅰ.①黄…　Ⅱ.①黄…　Ⅲ.①经方—汇编　②医话—汇
编—中国—现代　Ⅳ.① R289.2　② R249.7

中国版本图书馆 CIP 数据核字（2020）第 033232 号

中国中医药出版社出版

北京经济技术开发区科创十三街 31 号院二区 8 号楼
邮政编码　100176
传真　010-64405721
山东临沂新华印刷物流集团有限责任公司印刷
各地新华书店经销

开本 880×1230　1/32　印张 9.25　字数 205 千字
2020 年 7 月第 2 版　2023 年 12 月第 3 次印刷
书号　ISBN 978 – 7 – 5132 – 6148 – 7

定价　55.00 元
网址　www.cptcm.com

服 务 热 线　010-64405510
购 书 热 线　010-89535836
维 权 打 假　010-64405753

微信服务号　zgzyycbs
微商城网址　https://kdt.im/LIdUGr
官 方 微 博　http://e.weibo.com/cptcm
天猫旗舰店网址　https://zgzyycbs.tmall.com

如有印装质量问题请与本社出版部联系（010-64405510）

第二版前言

可能是因为医话体裁短小轻松，可能是内容紧扣临床实用，《黄煌经方医话·临床篇》受到了读者的欢迎。应策划编辑张钢钢老师之邀，这次做了修订，主要增加了这两年写的一些医话。

本册所收录的医话，大多是这十余年来诊余感想的实录。医话所涉及的案例多少有些特点：或是其用药思路与经典原文切合，对学习《伤寒论》《金匮要略》有帮助；或是这些案例的方证识别有特点，可以启发读者；或是那些现代的疾病按照经方的思路用药取得比较好的疗效，值得总结。于是，趁着写作冲动随笔而就。这些文字，因为从心底流出，确实比较鲜活，比较实在。

经方，这颗中华医学的瑰宝，正在被众人拭去表面的尘垢，显露出璀璨的光芒。我也是众多擦尘人之一，这些文字可以作证。

黄　煌

2020 年 2 月 8 日

第一版前言

我在高中时代就喜欢文学，读小说，写诗歌，主编学校墙报刊物《葵花》，我的梦想是当作家或记者。走上中医之路后，依然喜欢动笔。学徒时代，我整理老中医医案，写实习日记；在读研和执教时代，我写读书笔记，写论文，写论著，写讲稿。10多年前，我主持公益性网站"黄煌经方沙龙"，更是不停地敲打键盘，记录下自己的所见所闻、所思所想，引导大家学习经方、应用经方。写作，让我的思维更加缜密，让我的经验得以保留，让我的思想和心得能与大家分享。这三本小册子，就是我这近10年来临床与读书、讲学与访谈、回忆与思考的实录。

临床篇是医案。整理个案，是中医传统的学习方式与研究方式。从每个案例中总结经验，训练识别方证的能力，可以让思维变得活跃。历史上整理医案的方法很多，大致有实录式与追忆式两种，我采用的是后者。而且多用第一人称叙事，语言也尽量通俗，因为，我知道我文章的读者大多年轻，而且初学者居多。案例多是经方验案，虽然是个案数则，但是以小见大，读者也可以从中了解经方方证以及识别的大法。

思想篇是对经方医学理论与发展问题的思考，以及我接受媒体采访的记录和我的一些讲话稿。20世纪70年代初期，我学习中医以后，曾经困惑、迷茫、焦虑了相当长的时间，直到20世纪90年代初期，才心定气平，认准了经方这条大道。面对同道的质疑和学生的困惑时，我忍不住敲打键盘，回答诸如"经方是什么""方证是什么""为何要读经典""如何学中医""如何学经方""为什么要推广经方""经方医学如何发展"等问题。经过思考与写作，我更坚定了推广经方的决心，也明确了推广经方的方向与策略。

云游篇是游记，更是有关经方的随想。这些年来，我出国讲学的机会较多。每一处的讲学，经方都受到听众的极大欢迎。经方是经典方的略称，是我国东汉时期著名医学家张仲景所撰《伤寒论》《金匮要略》中的配方。经方是中华民族使用天然药物的结晶，蕴含着前人认识疾病、治疗疾病的思想方法和经验。我在推广经方的过程中，更加体会到经方的宝贵，更能感受到经方的魅力。虽在异国他乡，虽是满目奇景，但眼中唯有经方。云游篇中也有部分我的回忆录，其中大部分是写家乡的食物。我的儿童时代物质极其匮乏，吃，成了最大的快乐，记忆也最深刻。学中医后才明白，中医是一种生活医学，生活常识与生活经验是中医的血与肉，换句话说，中医就是吃出来的医学。所以，作为中医来写这些故乡的普通吃食，就更有感觉。

踏入医门至今43年多了。临床与写作、讲台与电脑，已然成为我生命的一部分。我庆幸此生选择了当中医，更庆幸走进了经方的世界，经方不仅给了我当医生的尊严和乐趣，经方浓郁的生活气息和人文特质更不断给了我写与讲的冲动和题材。这三本小册子里的一篇篇短文，是我在求索医理之路上的点点足迹，更体现着我一个普通中医人的片片情怀。

黄　煌

2017 年 5 月 1 日

目录

冠脉搭桥术后调理

王某，男，58 岁，公务员，江阴人。2004 年 11 月 22 日就诊。

主诉：心悸、胸闷 10 年，活动后加重伴气喘 3 年。

病史及治疗经过：患者 10 年前无明显诱因下突然出现心悸、胸闷，伴恶心，出冷汗；胸痛，有压榨感并放射到肩背部，持续十余分钟，休息后缓解，未予重视。6 年前，上述症状再次出现，就诊于江阴市人民医院，被诊断为"急性心肌梗死"。治疗经过不详。后转诊于江苏省人民医院，冠脉造影检查提示左冠状动脉弥漫性狭窄，最狭窄处达 87%，采用植入支架及旋磨术等冠状动脉介入治疗，术后恢复良好，能参加工作。2002 年 11 月胸闷、胸痛症状再次出现，轻微活动后即感到呼吸困难、疲乏、心悸，就诊于江苏省人民医院，冠脉造影复查提示冠脉再狭窄，转至上海中山医院行冠脉搭桥术，术后恢复良好。但开始出现躯干、头部皮屑多，有瘙痒感；白色斑块逐步增多，发展到全身 20% 左右的面积，曾被诊断为"银屑病"。2003 年 11 月始又出现咳嗽、咳脓痰，痰中带血丝，伴四肢无力，手足麻木，活动后加重。就诊于上海中山医院，查肌酸磷酸激酶 2970U/L，胸部 CT 示支气管炎、肺气肿、两肺纤维化、淋巴结肿大，被诊断为"多发性肌炎"。予以阿奇霉素、强的松、富露施；倍他乐克、拜阿司匹林、雅施达、通心络、甜尔心；雷公藤、三藤合剂、康复新液、氧化钾、辅酸心胶囊；拜糖平，并注射胰岛素。所服用药物多达 15 种。治疗 1 年后于 2004 年 11 月检查，肺部炎症、纤维化基本消失，两肺肿大淋巴结减小，肌酸磷酸激酶降至297U/L左右，但躯干、头面部多处皮炎斑块疼痛、瘙痒感不止，难以忍受。血脂中胆固醇 9.0mmol/L、甘油三酯 2.5mmol/L 左右，不易控制。平素仍感到四肢乏力，轻微活动后即感到心悸、气促，步行不过百余米即需休息，每天必须吸氧 5 小时，并且每天须服安定和吸氧入睡，经济负担、机体代谢负担沉重，生活质量很差。主动要求中药调理，便于 2004 年 11 月 22 日开始服用汤药。

处方：生黄芪 80g，桂枝 20g，肉桂 10g，赤芍 40g，白芍 20g，丹参 20g，丹皮 12g，桃仁 20g，怀牛膝 60g，紫草 20g，生姜 4 片，红枣 20 枚。水煎服，日服 2 次。并嘱其除拜阿司匹林、倍他乐克、雅施达、拜糖平 4 种西药外，其余全部停服，平时适当锻炼。

以上中药处方基本不变，仅剂量、药味略作调整，先后共服用 315 帖，直至 2005 年 9 月 23 日体检。胆固醇 5.9mmol/L，甘油三酯 2.1mmol/L，双肺纤维化及肿大淋巴结消失，肌酸磷酸激酶正常；皮疹基本消失，仅在双肘处残存有小面积斑块，无疼痛瘙痒等不适。体重由原先的 86kg 降至 78kg。体质明显改善，早晨打太极拳、做操、慢跑，晚上散步、慢跑，每天步行不少于 13000 步。四肢有力，无明显气促、心悸、乏力、呼吸困难，精神状态改善，生活信心增强。

2004 年 11 月患者来找我时，我简直不认识他了。他明显胖了，而且老了，当年英俊潇洒的党委书记形象荡然无存。由于服用激素的缘故，他脸型如满月，面色暗红而浮肿貌；全身皮肤全是红色的斑疹和丘疹，一片片，或大或小，或厚或薄，上面是白色的鳞屑。他一脸疲惫，喘着气，慢慢向我叙述病情，桌上是一大叠厚厚的病历和检查报告单。他希望我救他，希望有合适的中药配方能让他减轻痛苦。我们是熟人，我还记得他6年前第一次"心梗"后，曾经给他开过方，是瓜蒌薤白温胆汤。但后来，他麻痹了，不吃药了，结果导致病情复发，并再次手术。现在还能否用温胆汤呢，凭我的望诊经验，他已经不是温胆汤证了，已经是"黄芪体质"了。

黄芪体质是对适用大量黄芪及其类方的患者的一种略称。其人多面色黄白或黄红隐隐，或黄暗，都缺乏光泽；浮肿貌，目无精彩；肌肉松软，腹壁软弱无力，犹如棉花枕头，按之无抵抗感以及痛胀感，笔者称之为"黄芪腹"。平时易于出汗，畏风，遇风冷易于过敏，或鼻塞，或咳喘，或感冒；易于浮肿，特别是下肢肿，手足易麻木。舌质淡胖，舌苔润。这种人即《金匮要略》所谓的"骨弱肌肤盛"的"尊容人"，笔者则称之为"黄芪体质"。用中医的话来说，那就是阳气虚馁，水谷不化精微，而变为水湿痰滞留体内了。这就像一片沼泽地，水汪汪，湿漉漉。这种体质的形成，除与遗传有关外，尚与缺乏运动、营养不良、疾病、衰老等有关。中老年中这种体型尤为多见。根据笔者经验，凡是黄芪体质的心脑血管疾病，大多需要使用黄芪。显然，他需要使用黄芪，而且是大量。

那么，黄芪类方有不少，应该选择何方？我认为需要用黄芪桂枝五物汤。这是一张古代治疗"尊容人"血痹这种疾病的方。组成很简单，黄芪三两，桂枝三两，芍药三两，生姜六两，大枣十二枚。水煎后服用。什么叫血痹？就是四肢麻木疼痛。张仲景发现，这种病就是那种养尊处优的"尊容人"最容易得。由于好逸恶劳，饮食肥美，这些人大多体胖肉松，稍一活动，即汗流浃背，气喘吁吁。而且，对风寒特别敏感，稍一受凉，即关节疼痛，活动受限；稍坐一会儿，又身体麻木。现在看来，所谓的血痹，大多是中老年人常见心脑血管疾病及骨关节退行性病变，如高血压、动脉硬化、冠心病、心绞痛、椎－基底动脉供血不足等应用的机会较多，尤其是对那些舌体比较胖，肌肉松软，一动就气喘，两下肢浮肿的中老年患者，我常用，多有效果。

老王的病情，光用黄芪桂枝五物汤还是不够的，还需要用活血化瘀药。因为他的皮肤，已经成了"甲错"状，这是瘀血证的外在表现。经方中桂枝茯苓丸是一张典型的活血方，但茯苓可以不用，茯苓是利水药，我的经验，舌质有齿痕者用茯苓比较有效，但该患者舌质比较坚敛而无齿痕。由于是皮肤发红，是传统所说的血热，所以，加紫草；因为是心血管疾病，按当前用药习惯，加丹参。那么，为何要加牛膝？主要是下肢浮肿，特别是有瘀血的腰腿痛、足肿以及血压居高不下者，我发现用怀牛膝效果较好。

方中黄芪量大，为 80g；怀牛膝量大，为 60g；芍药量大，赤芍 40g，白芍 20g；桂的用量也大，肉桂、桂枝共有 30g。黄芪用大量，是考虑到患者食欲较好。凡能食而无力者，是我使用大量黄芪的指征。而且王清任补阳还五汤中黄芪用到 4 两，相当于 120g。牛膝用大量，是借鉴江苏名中医徐文华先生的经验，他用牛膝治疗嗜铬细胞瘤、腹腔恶性肿瘤等，用量极大，高达 250g；曾煎服 200g，发现也无异常感觉。后来治疗一些下肢血液循环不好导致的浮肿、肝硬化腹水、肥胖患者的高血压等，大剂量使用牛膝后效果也不错。赤芍活血，可以消除血栓，故重用。

至于方中桂的应用，有两点要说。

一是为何肉桂、桂枝一起用？这是本人的习惯用法，可能也不一定最佳。桂枝之名始见于《伤寒论》，而同时代的《神农本草经》没有桂枝的名称，唐代的《新修本草》说："其牡桂嫩枝皮为肉桂，亦名桂枝。"《本草衍义》则说："《本经》止言桂，《中经》由言桂枝者，盖取其枝上皮，其本身粗厚处，亦不中用。"可见得唐宋以前言桂枝，是用桂的嫩枝上皮。而现在肉桂的基原，就是桂的枝皮或干皮，这与唐宋以前所用的桂枝是一样的。所以，当必须大量使用桂时，我必定要用肉桂，但考虑传统的用药习惯，桂枝的功效也不能忽略，所以，往往桂枝、肉桂同用。

还有一点，为何大量使用桂？桂是通阳药，对心功能不全者，桂是必用的。张仲景当年治疗严重心悸的桂枝加桂汤，则桂用至五两。如果以每两相当于现代3g计算，则应达到15g，而按照上海中医药大学柯雪帆教授考证结果一两=15.625g来计算，则用量应达78g。再按照黄芪桂枝五物汤的用药比例来看，黄芪、桂枝、芍药的用量应是相同的，均是三两，现在黄芪为80g，赤芍、白芍共60g，而肉桂、桂枝仅30g，桂枝还是最少的。所以，理论上桂的用量还有增加的空间。从本人用药情况来看，并没有发现桂枝、肉桂伤阴动血的副反应，相反，原先的舌嫩红可以变得淡一些，这可能与心功能好转后供血供氧增加有关。

患者服用上方的效果，是渐现的。服用半个月以后，自觉症状好转，然后坚持服用，最后基本恢复健康。这归结于他的耐心服用。黄芪桂枝五物汤必须长期服用。

2007-05-09

治疗晚期肿瘤要不管旧病

昨天 F 老的女儿来短信告诉我，他父亲血红蛋白上升至 10g/L 以上，体重由月前的 69kg 增加到 72kg。我很高兴。

F 老今年 82 岁，一直没啥大病，只是前几年发现血脂高，有冠心病可能，在医生的建议下便开始节食，并服用一些降脂抗凝等药物。去年秋天出现消瘦贫血，经检查确诊是晚期胃癌，未手术，改为中药治疗。春节期间，我接治，见其面色憔悴，下肢浮肿，贫血比较严重，所幸食欲尚可。我觉得尚有生机，用经方炙甘草汤加味，同时，让他食用猪蹄、牛筋。老人欣然接受。他其实非常想吃肉，只是为了保健而刻意吃素。

服用中药一月，体重上升，贫血好转，每次进食也觉可口。后来出现胃酸多，并有唇口疱疹。我说不碍事，原方续服。今年 6 月住院复查，胃镜下居然胃壁光滑，肿瘤没有转移，肿瘤相关指标也下降。但是，住院后不久，老人的家属来电，告诉我老人贫血又严重了，而且体重开始下降。

经过询问，得知家人为瞒老人，这次住的病房是心血管科。住院后，该科医生还是让其服用心血管病的常规药物，以及吗叮啉等胃动力药、制酸药。我建议停服所有心血管病的药物及胃药，仍以中药治疗为主，适当输血或服用营养药即可。一周后来电，说停用西药后，老人感到舒适，仍每天吃牛筋、猪蹄。这是半月前的事情。

昨天接到短信，我又高兴了好一会儿。

　　不管旧病，不过度服药，重营养，先留人，这应该是治疗晚期肿瘤患者的一个原则。

2007-07-12

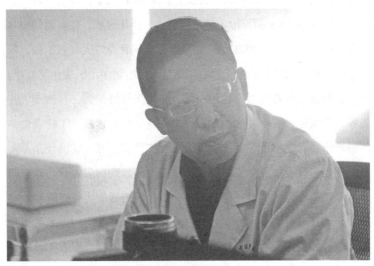

门诊（2014年12月于南京中医药大学门诊部）

弥漫性泛细支气管炎

陈某，女，21岁，学生。反复鼻塞、流涕、咳嗽、咯痰6年，加重2年。

病史：患者6年前无明显诱因出现鼻塞，流黄涕，严重时伴有头部颞侧疼痛，后出现咳嗽，咯黄痰，量不多，无发热，无痰血。在江阴市人民医院检查，当时胸片无异常，被诊为"鼻息肉（双侧）"，遂在五官科行息肉摘除术，术后症状明显缓解。4年前又出现鼻塞流涕、咳嗽咯痰症状，诊为"副鼻窦炎"，予手术治疗后，症状缓解。2003年7月上述症状加重，并出现上楼梯时稍气促，一般体力劳动尚可，又到江阴人民医院五官科住院，CT检查为"慢性副鼻窦炎"，行双侧上颌板治术筛窦开放术，症状缓解，住院期间胸片异常，肺CT平扫+HRCT示：弥漫性泛支气管炎并支气管扩张，局限性肺气肿，轻度肺纤维化。后转复旦大学附属中山医院住院治疗。其间病理报告：双肺纤维性细小结节影伴支气管扩张，右侧支气管黏膜慢性炎症，右下基底段弥漫性细支气管炎。诊断：①特发性肺间质纤维化；②弥漫性泛细支气管炎并支气管扩张；③慢性副鼻窦炎。考虑为弥漫性泛细支气管炎。住院期间出现胸闷症状，双肺闻及干湿性啰音，予解痉平喘抗感染，抗生素为福爱力（红霉素）口服，于同年8月22日出院。出院时，咳嗽症状减轻，已无明显胸闷。左下肺可闻及水泡音，右肺少许干啰音。医嘱红霉素需长期服用。但出院后检查出现肝功能异常，遂停服西药予中药治疗。

2003 年 9 月 8 日初诊：患者咳嗽，咯痰，流黄脓涕，量多，无发热，无头痛，皮肤色暗，颜面痤疮，背部皮疹，月经先后不定期，痛经，纳食欠佳，舌质红，苔薄黄。柴胡 15g，生甘草 5g，黄芩 20g，制半夏 6g，党参 12g，生石膏 20g，连翘 20g，山栀 10g，生姜 3 片，红枣 5 枚。每日 1 剂。

2003 年 9 月 25 日诊：患者已无咳嗽，仍有黄脓涕，量已明显减少；肤色较前光洁，痤疮及背部皮疹亦有所好转。原方剂量调整为：黄芩 25g，生石膏 30g，连翘 40g，红枣 10 枚。11 月 11 日复查肝功谷氨酰转肽酶 48U/L、谷丙转氨酶 79U/L、谷草转氨酶 55U/L，已较前好转，仍时有咳嗽，黄痰，脓涕。2003 年 11 月 22 日，调整配方为：柴胡 12g，生甘草 6g，黄芩 12g，制半夏 10g，党参 12g，生石膏 15g，连翘 30g，山栀 10g，桔梗 5g，生姜 3 片，红枣 10 枚。

患者于 2004 年 1 月 15 日去中山医院复查，胸部 CT 显示：肺部纹理清晰，肺野未见纤维结节。CT 检查结果令中山医院的医生们感到很意外；患者也自觉变化很大，食欲较好，已无咳嗽胸闷流涕症状，痤疮及背部皮疹明显减少，月经调，痛经症状已不明显。嘱患者仍可小剂量继服一段时间以调理体质。

2004 年 9 月 12 日电话随访时，其母甚是欣慰。患者在校读书，已停服中药，肝功及其他检查指标均正常，7 月又做过 CT 检查显示双肺无异常，与 1 月份检查相同。现患者肤色润泽，体重增加，健康状况良好。

弥漫性泛细支气管炎（DPB），是一种特异的临床疾病——鼻窦–支气管综合征，其特征为慢性鼻窦炎和支气管炎症，肺部特征为一种慢性支气管炎。其主要临床表现为慢性咳嗽、咯痰及活动后呼吸困难，并可导致呼吸功能障碍。常有反复发作的肺部感染，并可诱发呼吸衰竭，多数预后不良。近年来西医应用红霉素对本病进行长期治疗，DPB 的预后有所改善。此病在日本并不罕见，其发生率可与肺气肿相比。国内也有本病的病例报道。

这个姑娘长得比较粗壮；满脸痤疮，连后背上也长了不少；嘴唇红而且比较厚，由于鼻炎的缘故，说话有鼻音。她眼睛不大，单眼皮，但性格比较直爽，快人快语，说话声音也比较大。患者还告诉我她有脚癣，穿过的袜子很难闻。凭经验直觉，她可以服用小柴胡汤加清热药。

从临床文献看，小柴胡汤可用于治疗呼吸道疾病。清代名医唐容川曾经说过这样的话，他说：《内经》云五脏六腑皆有咳嗽，而无不聚于胃，关于肺。兹有一方，可以统治肺胃者，则莫如小柴胡汤。"将小柴胡汤作为治疗咳嗽的基本方。临床上用小柴胡汤大多加减。如《伤寒论》小柴胡汤条下，有"若咳者……加五味子半升、干姜二两"的记载。《苏沈良方》："元祐二年（1087），时行无少长皆咳，本方（即小柴胡汤）去人参、大枣、生姜，加五味、干姜各半两，服此皆愈。"这种咳嗽，是中医所说的寒咳，根据本人经验，这类患者大多是感冒以后咳嗽迁延不愈，稍遇风寒或刺激气味则症状加剧，服用抗生素往往没有明显效果。用小柴胡汤加干姜、五味子，确有效果。而还有一种"热咳"，咽喉红肿、咳嗽痰黄、身热多汗，加五味子、干姜就不行了，要加石膏、连翘、山栀子等。本患者就是这种情况。

黄芩，本案一度用到 25g，这是参考了李时珍用黄芩治疗咳嗽的经验。李时珍 21 岁时患咳嗽，"骨蒸发热，服如火燎，每日吐痰碗许，暑月烦渴，寝食俱废"，后其父亲嘱用黄芩一两，水二盅煎一盅，顿服，"此日身热尽退而痰嗽皆愈"（《本草纲目·草部·第十三卷·黄芩》）。从临床看，特别是那些唇红咽红、痰涕脓黄者，必须重用。

山栀、连翘都能除烦清热，特别是对胸膈间的郁热，见胸闷、痰黄、烦躁不安者，两药非同用不可。连翘要重用，本案达40g。

石膏外可解肌肤之热，内可清肺胃之火，对呼吸道感染，石膏或和麻黄配伍，如麻黄杏仁石膏甘草汤；或与小柴胡汤同用，日本汉方家常常用小柴胡汤加石膏、桔梗，治疗上呼吸道的亚急性或慢性炎症。

读者可能发现，这个女孩除咳嗽以外，还有两样病证，一是痤疮，另一个是鼻炎。这两种疾病在西医学分属于皮肤科和呼吸科，但在古代中医看来，皮肤、鼻腔与肺都是同一个系统。如《素问·六节藏象论》说："肺者，气之本……其华在毛，其充在皮。"说明皮肤与肺是相通的。《灵枢·脉度》说："肺气通于鼻，肺和则鼻能知香臭矣。"《灵枢·五阅五使》说："肺病者，喘息鼻胀。"说明人的嗅觉与肺有关，鼻腔也是呼吸道的一部分。古人的观察是很细的。这个患者的痤疮和鼻炎，都是所谓的"肺热"，用清肺热的方药，也就是小柴胡汤加味，可以达到几种疾病同时兼顾的效果。所以，后来患者竟变得亮丽起来了。

这个案例有个值得注意的问题，小柴胡汤既可以治疗间质性肺炎，也可以改善肝功能。日本曾报道小柴胡汤可以导致间质性肺炎和肝功能不全，于是引起日本社会对小柴胡汤的极度恐惧。但本例也比较长期使用了小柴胡汤，结果不仅间质性肺炎痊愈了，而且肝功能也恢复了。说明只要按照传统的应用指征，使用小柴胡汤应该是比较安全的。

2007-07-15

抽动症与麻黄附子细辛汤

前天熟人老张来看病，失眠个把月了，不想服用安眠药，还想喝几剂汤药。他相信中医，特别相信我开的方。因为他的儿子曾患有顽固的抽动症，是我给治好的。

那是3年前的病例了。他儿子正读高中，时常甩头晃肩，无法自控，非常自卑。家里带他到处求医，花费万元也没有看到效果。因老张的亲戚是我单位的驾驶员，遂来索方。他儿子个头一米八以上，长得虎背熊腰。我先用柴胡加龙骨牡蛎汤、温胆汤等，效果有，但不明显。后改用麻黄附子细辛汤加大黄、甘草、姜枣，煎汤送服自制的定风胶囊（半夏、天麻、全蝎、蜈蚣），药后症状很快控制，患者本人也信心陡增，坚持服用近半年而愈。

当时用麻黄附子细辛汤的依据：一是患者肤色偏暗，是麻黄体质；二是性格不活跃，话语不多；三是睡眠很好，从无失眠之苦。既然清热潜阳镇静无效，干脆反其道而行之，用发散剂，让其兴奋一下，看看到底能否出现"其人如狂"的反应，不料竟然顽疾得止。这也是让人喜出望外的。

回想起来，有许多经方家治疗精神病，也使用麻黄附子剂，其中道理值得深究啊！没有充分的兴奋，哪有充分的抑制呢？现在，我遇抽动症的孩子，除配以合适方药外，常常嘱家长让其多增加运动量，最好每天有大汗淋漓一场。这也是由此得到的启发。

2007-08-16

被人们传抄的经方

　　我有几张被人家传抄的方子。这都是因为这几张方治愈了难治的病，遂被人家当成了宝贝一样的验方。

　　一张是猪苓汤加山栀子。此方曾经治好了一位中年妇女多年的膀胱炎尿血。这病非常烦人，一累就发，尿血尿痛，腰痛腹坠，甚至还有发热的。中药、西药都用了不少，就是没有效果。后来，我用猪苓汤加山栀子，竟然就此而愈。那张处方被很多患同样病痛的妇女传抄，最后方笺纸也揉烂了。

　　另一张是桂枝茯苓丸加怀牛膝，改丸为汤。那次，一位司机为他高年外公小便潴留久治不愈而来索方。询得老人是当年的游击队长，身材高大，体格强健，面色红黑，我认定是瘀血在下，于是用此方。竟然服药3天即拔除了导尿管，遂出院。人皆视为奇方，许多患有前列腺病的老人争相传抄。

　　再一张是柴苓汤加连翘。这是我用于肿瘤手术化疗以后调理的常用方。组成很简单，但效果确实不错。服用以后，患者不易感冒，食欲增加，大便转成形；对减轻化疗的不良反应也有效果。服用的人很多。那天有位中年肺癌患者来访，他说手术后3年服用本方，从未间断，自我感觉很好，每天能步行10余里而不疲惫。他告诉我南京肿瘤医院的复查报告已经出来，原来肿大的纵隔淋巴结已经消失，各项检查指标均正常。我嘱其继续服用原方。他欣喜地说，此方已经被不少病友抄去了。

这些方不是我的，是张仲景的，是几千年流传下来的经方。大家传抄我非常高兴，这说明经方实用，经方具有魅力。细细想来，中医的很多配方正是这样在民间广泛传抄流转，并在实践中不断改正和完善，最后定型，才成为当今所谓的经方。可以这么说，只有被民间广泛传抄认可的配方，才是有生命力的配方。

2007-11-01

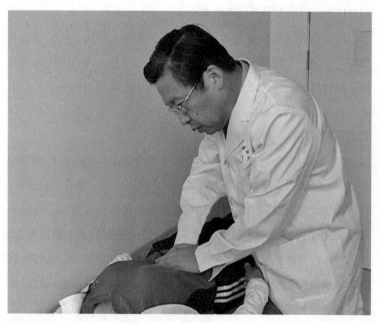

腹诊演示（2015年5月于莱芜市中医院）

血小板减少性紫癜

　　患干燥综合征、血小板减少性紫癜的肖女士今天是第三次来诊，她的血小板已经升到$130×10^9$/L，精神状况也非常好。她非常满意中药的疗效。近半年来，她为了治病已经花去了数万元，而现在仅仅是6味药的中药方，就让人很快恢复了健康，这能不让她充满感激之情吗？

　　肖女士丰腴白皙，一直身体很好，从未生病，但今年夏天突发心动过速，在医院检查发现血小板只有$16×10^9$/L，后被确诊为干燥综合征引起的血小板减少性紫癜，随后又做了脾脏切除手术，术后同时服用激素，血小板一直维持在$30×10^9$/L左右。一个半月前，她经人介绍来就诊，希望通过服用中药出现奇迹。那时的她下肢紫癜，每天肌肉注射以后往往瘀紫一片且难退；同时异常口渴，饮水多，晚上睡眠差，身上出汗，手足心热，视物模糊，四肢麻木，大便干结如栗。询得月经半月一行，量多，有血块。舌暗红，舌面干燥，脉滑数，102次/分。我的处方：黄连6g，黄芩20g，制大黄10g，生地40g，白芍30g，阿胶20g。服药2周后复诊，肖女士兴奋地告诉我，药后1周查血小板上升到$98×10^9$/L，同时患者皮下紫癜消失，大便畅快，盗汗消失，视力亦恢复，睡眠佳，针眼恢复快，其间经来血块消失，激素使用量减少；脉滑，90次/分。我将生地加至50g，白芍加至40g，嘱咐患者继续服用，并停服激素。经过一个多月的治疗，她的血象已经恢复正常，我也非常高兴。

她所用的配方是经方三黄泻心汤与黄连阿胶汤的合方。

泻心汤又名三黄泻心汤，由大黄、黄连、黄芩三药组成，起源甚古，据说《史记》中记载的"火齐汤"就是本方。泻心汤首见于《金匮要略》，用于治疗"吐血衄血"，后世也沿用治疗出血，效果灵验。我用泻心汤治疗出血，如蛛网膜下腔出血、脑溢血、鼻衄、血小板减少性紫癜、上消化道出血等，屡用屡效。

黄连阿胶汤最早记载在《伤寒论》，原文主治很简单，就"心中烦，不得卧"六个字，但以方测证，此方必定用于出血，因为出血用阿胶是仲景的惯例，如胶艾汤、温经汤等均有阿胶。

为什么要加生地？不是用来养阴，而是止血。生地是古代的止血药，炙甘草汤用大量生地，就是取其止血作用。另外，在《金匮要略》内补当归建中汤条下，有"崩伤内衄不止，加地黄六两，阿胶三两"的记载。生地用于止血，量要大，一般宜30g以上，我最多用达80g。

2007-12-28

春天常用的除烦汤

　　菜花黄，医生忙。这段时间我的门诊上有不少比较缠人的患者，大多主诉头昏头痛、失眠多梦、身困乏力、精神不振等，有被诊断为抑郁症、焦虑症者，也有被诊断为神经症等。对这类病人，我还有点经验。其实大问题没有，大约是春天桃红柳绿，莺飞草长，人体阳气怫郁，容易导致气滞或气逆，才有如上病证。其治疗，不需补益，只需清热解郁除烦。我常用的是半夏厚朴汤、四逆散、栀子厚朴汤、六一散、黄芩、连翘等。其中验方除烦汤用得最多。

　　除烦汤其实是栀子厚朴汤的加味方。栀子、厚朴、枳实、黄芩、连翘、半夏、茯苓、苏梗，基本药物仅8味，所以又名八味除烦汤。对消除焦虑，改善睡眠，特别是治疗春天的夜汗身热最有效果。如果有尿黄、尿痛者，加入六一散；如果有心下痞痛者，加黄连。栀子厚朴汤是经典除烦方，《伤寒论》用于治疗"心烦腹满，卧起不安"，许多焦虑症、抑郁症患者常常有胸闷、腹胀等躯体症状，用此方能宽胸膈、除腹胀，常常让患者神清气顺。

　　回想当学徒时，家乡的老中医常常有"气火"一说，即气郁所化之火。此火一起，常常失眠胸闷，烦躁不安，头昏头痛，或呛咳不止，或咽痛口苦，或吐血，或衄血，或腹胀腹痛。所用之药，不能温补，不能养血，养阴润燥也不行，只能用山栀、黄芩、枇杷叶、枳壳、厚朴、丹皮等；如脉数、心烦者，当加黄连苦泄。现在看来，这些疾病，有的是焦虑症，有的是抑郁症，有的是神经症，有的是支气管炎或支气管扩张，有的是功能性胃病等。这种"气火"综合征，以春天最多。老中医说，是春天肝旺所致。确实，这些患者大多情绪不稳，急躁者多，郁闷者多。这种在临床上观察总结而来的经验，非常朴实，也非常有用。我的除烦汤就是家乡老中医治疗"气火"综合征经验的总结。此方多年来屡用屡效。前几天，学生亮亮欣喜地告诉我，她的咳嗽 10 多天，咳得两胁都胀痛，用除烦汤半剂就好啦！

2008-04-09

黄连上清丸

中成药中恐怕没有比黄连上清丸更便宜的了。河南省宛西制药股份有限公司的产品，5元钱一大包，大包中有10小袋，每天服1袋，仅需5毛钱，但疗效极佳。面红上火、头昏脑热、风火牙痛、腹胀便秘等诸般火热，几包丸药下肚，得畅便数次，常令人轻快许多。尤其是现代人的高血压、高脂血症、脂肪肝、肥胖等，黄连上清丸也有效果。

黄连上清丸是前人发明的配方。黄连、黄芩、黄柏、大黄、山栀、石膏、连翘……集寒凉药物于一方，是清热泻火的代表方。记得我学医时，使用黄连上清丸的机会并不多，那时的人，猪肉、豆腐、食糖均凭票供应，肚子里油水少得可怜，温补还来不及，哪有多少寒泻的道理？所以，那时用得比较多的倒是补中益气丸和十全大补丸。没想到这几年来，国人的体质大变了。你瞧来诊者，一个个面色红润，腰粗肚圆，舌苔黄腻，腹胀便秘，烦躁失眠，整个是实证、热证，是"上火"！不用黄连上清丸，还能用什么？说来也奇，服用这小丸药后，得数次畅便，全身也就轻松了，吃得香了，睡得安稳了，面色不那么油腻潮红，口中也少异味了。

大约是长期在贫困线上挣扎的缘故，中国人对"有余"向来是向往的，所以，善于"随俗而变"的中医创造发明了补法。在补的方法上有补气、补血、补阴、补阳、补脾、补肾之分；在补的程度性质上有大补、峻补、清补、温补、滋补之别，更有应时令的所谓冬令进补等。其实，真正的中医从来不乱补，虽然病人希望医生开补药，医生处方时也十分谨慎小心，得望、闻、问、切四诊合参，辨明体质属阴属阳而定。不过补药到了商家手里就未必如此了。你看当今的补药，林林总总，令人眼花。从延生护宝、御苁蓉到汇仁肾宝，从人参蜂王浆到脑白金，从西洋参、鹿茸到冬虫夏草，你上市来我下场，炒得热热闹闹，使人真有"十亿国人八亿虚，八亿人民皆肾虚"的错觉，不补如何了得？于是，许多人对付钱体检查病吝啬无比，但在掏钱买补品方面却十分慷慨，因为在他们看来，补药是有百益而无一害的。不怕病死，而惧虚死。于是，中国人本来不多的钱，消失在服补药的习俗之中，实在是可惜！当今，中国人饮食结构以及生活方式的改变，使体质出现从寒到热、从虚到实、从不足到有余的变化，显然，当年进补的老调不能再高唱了。

我非常赞同金元时期四大名医之一的张子和先生的主张：养生当论食补，治病当论药攻。我们应当多研究饮食的营养，要吃得科学，吃出健康。至于治病，要寻求对证、对病、对体的药物。吃补药，吃不出健康，吃不出长寿。前年春节，我拜访江阴的名老中医夏奕钧先生，他已经年近九十，但见鹤发童颜，身板硬朗，每天应诊毫无倦色。问他服用何种补药？他从抽屉中拿出的竟是黄连上清丸！我觉得，在这种价廉物美的传统中成药中，体现出一种新的理念，这就是以通为补，以泻为补。现在看来，黄连上清丸可能有降压、降脂、降糖、抗凝、消炎、通便等多种作用，尽管都是天然药物，其作用比较缓和，但由于作用面较广，属于多靶点性的用药，只要针对实证、热证的体质，黄连上清丸调节体质的效果还是很明显的。

那么，哪些人可以服用黄连上清丸呢？据我经验，以下五种人最为适宜：第一，红光满面之人；第二，大腹便便之人；第三，腹胀便秘之人；第四，血压偏高、血脂偏高、血糖偏高的"三高"之人；第五，面生暗疮之人。这些人大多饮食肥美，营养过剩，运动不足。不可补，只能泻，黄连上清丸是再适合不过的药物了。当然，黄连上清丸也有禁忌者，凡贫血者、肝肾功能不全者、严重腹泻者、营养不良者、健康无病者不要服用。关于服法，一般每天1袋，分早晚2次服用。如为便秘者，也可以每晚临睡前服用1袋，每天即能得畅便。如果牙周红肿疼痛，也可加倍服用。当然，服药之前如能听听医生的意见，那就更好了。

以上是就保健的层面谈黄连上清丸的。其实，这种药物的使用面远不止这些。在我们临床医生看来，各种感染性疾病、出血性疾病以及精神神经系统疾病，黄连上清丸都有很好的疗效。有报道，日本的医生还应用黄连上清丸中的部分药物治疗老年性痴呆。好，到此截住。再往下说，似乎过于专业了，待以后与感兴趣的同道再讨论吧。

2008-09-04

经方能给她带来希望

今天，"中医中药中国行"活动在宁举行，我在山西路广场参加了义诊。参加义诊和咨询的医院和厂商很多，来咨询的老百姓也很多。广场上的人气沸腾，驱散了昨天南下的寒流。

我上午看了有近 20 人。参加咨询的，一部分是可以治愈而久治未愈的患者，还有的是一些为无须治疗的症状而终日烦恼的咨询者，其中有个咨询者给我印象极深。

这是一位 60 开外的妇女，面白皙，体偏胖。她拿出胃镜报告单：萎缩性胃炎。服用某地大医院专家中药 1 年，说看中医太难了！凌晨排队，千辛万苦。我问她效果如何？她面无表情地摇摇头：没有效果，依然泛酸，胃里难受。她还说：她的肝不好了，检查发现肝功能异常，医生说是吃中药吃出来的，是药物性的肝损伤。她看我面色凝重，转而又笑着说：我还是相信中医能看好我的病！

我被她感动了，为她的诚恳，为她的坚毅！她是我国众多中医信奉者中的一个，他们在呼唤中医，他们是当今发展中医的珍贵土壤。我们必须善待他们！不能让这些可爱的老百姓再一次失望了！我表面上还是和平常一样平静地腹诊、望舌，但心里很沉重，那张我常用的经方——大柴胡汤加黄连，今天写得特别认真，一笔一画，用了心。她是实热性体质：心下按之硬满，精神饱满，唇红，口气重。此人此病，不用苦寒泻火，不用通里攻下，是不可能有效的。我明确告诉她，此方三剂起效！因为我坚信，经方能给她带来希望！

2008-12-07

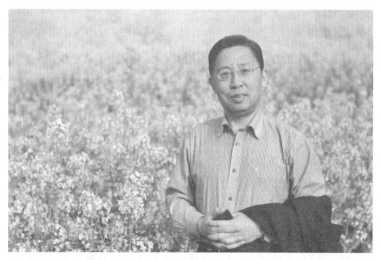

踏青（2012年4月于南京郊外）

能美手的温经汤

今天，有位熟人执意要来拜年，她告诉我她女儿烦人的手掌皲裂今年大好。原来她女儿每年手掌裂口、皮肤粗糙，皮肤科看过，外涂药膏，没有效果。但服用了我开的膏滋药以后，效果十分明显。我记得那是 3 个月前，她带女儿来诊。闭经多年，服用雌激素替代；姑娘发育不良，个头也比较矮小。我当即告诉她，必须长期服用中药。

我开的是温经汤。温经汤可以治疗女性手掌皲裂，是日本大塚敬节先生和矢数道明先生的经验。他们用温经汤治疗不孕症、月经不调时，发现患者的手掌皮肤干燥开裂，随着月经状况的好转，手掌也变得滋润。这个发现很有趣，原来月经不调与手掌皮肤相关！后来，我在治疗女性月经不调时，也注意其手掌皮肤，一般来说，手掌皮肤滋润、嫩白者，大多月经正常，而手掌皮肤干燥，尤其是指端皮肤粗糙干裂，甚至擦手时沙沙作响者，大多有月经不调或闭经；有些虽然没开裂，但甲沟多毛刺，指甲脆裂者，也常常伴有月经异常。值得惊叹的是，张仲景在《金匮要略》中已经提及温经汤证有"手掌烦热"。所以，我常说温经汤是美容方，也是美手方。

温经汤可用汤剂，也可以用膏剂，放上红枣、桂圆、冰糖或麦芽糖，可以使药味可口，便于常服。如加芝麻、核桃仁更香。鹿角胶是传统补肾填精的药物，对月经不调、不排卵等有调理作用，我也经常加入。我称之为温经膏。许多女性每天早晚各冲一汤匙，十分方便。服用以后，肤嫩，唇红，女人味更足。

2009-01-22

效果不错的咽喉干痛方

今天，我收到有位女士的来信，说最近她的咽喉炎又犯了，咽喉干痛、发痒，有不少黏痰。她问我去年给她开的方子不知能否服用？桔梗 10g，生甘草 20g，玄参 30g，麦冬 50g，制半夏 10g。水煎，日分 3 次服。她是我老家的熟人，年近五十，白瘦，可能是过度操劳，这些年明显憔悴了。

去年秋天她干咳近月，咽喉痒痛干燥，症状严重，服用抗生素等无效，当时我用短信给她开方，后来也没有联系。我问她去年那方服用了没有？她说：服用了，效果很好。

这张方是专治咽喉干痛的。方中的桔梗、甘草是《伤寒论》桔梗汤，主治咽痛。半夏也主咽痛，半夏散及汤、半夏厚朴汤、麦门冬汤等治疗咽喉疾病的方中均有半夏；特别是麦门冬汤，其中大量麦冬配半夏、甘草、人参主治"咽喉不利，大气上逆"，这与徐女士的情况差不多。玄参不见仲景方，但后世外科、喉科及温病家屡用，是喉科的要药。清代郑梅涧《重楼玉钥》银锁匙一方，用玄参、天花粉研末调服，治疗喉风心烦，口干作渴；后世有玄麦甘桔汤一方，专治咽喉痛，均不离玄参。所以我治疗咽喉干痛，见麦门冬汤证，多用玄参替代人参。

去年给这位女士的这张方，用量较大，尤其是甘草。正常情况下，服用甘草常觉咽喉有甜腻感；但咽喉干痛者使用，倒会感舒服和滋润。同样的现象，还见于生半夏、生姜等。有咽喉刺激作用的药物，又能治疗咽喉疼痛，这种现象是很有意思的。

2009-04-02

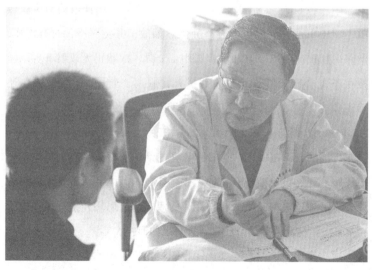

门诊（2013年12月于南京中医药大学门诊部）

猪苓汤与再生障碍性贫血

那天在电话中让学生开出猪苓汤加味方后，就一直关注着这位39岁周姓男子的消息。上周他终于来了。

他来自苏北农村，患有再生障碍性贫血、下肢深静脉血栓已经好几年了。中西药吃了许多，效果不明显。去年11月24日来我门诊。他体格比较魁梧，两眼明亮，皮肤白皙，纹理较细腻；下肢皮肤色紫，浮肿严重，按之如泥，连走路都比较困难。服用1年中药，血小板一直在$60×10^9$/L左右，血压166/110mmHg；易于出汗。我初诊给他服用的是黄芪桂枝五物汤合桂枝茯苓丸，重用黄芪、牛膝各60g。药后1个月，自觉体力有增，出汗较前减少；血压146/100mmHg，但是下肢浮肿依然如故，并觉腿冷，时有疼痛，走路后加重。我以原方加水蛭服用1个月，症状仍无改善。再以桂枝茯苓丸合四味健步汤打粉后搓丸，服用1个月，不仅没效，还感到体力下降。3月30日，当地医院查血小板$56×10^9$/L，白细胞$2.7×10^9$/L，红细胞$3.38×10^{12}$/L。4月2日，他来宁求诊，途中还有晕车。因那天不是我的门诊日，我在电话中与研究生思玥讨论了处方思路。既然黄芪桂枝五物汤无效、桂枝茯苓丸也无效，其思路估计有误。情急之中，我只管其浮肿的双腿，让思玥开猪苓汤加栀子柏皮汤，用清利湿热的方法，看看效果如何？

这次复诊，这位壮年汉子一脸的悦色。他说此次药后大好，下肢浮肿减轻了，走路较前轻快，体重下降2kg，此次来宁坐车时，心慌、头晕也明显好转。5月7日查血小板 $65 \times 10^9/$L，白细胞 $3.7 \times 10^9/$L，红细胞 $3.8 \times 10^{12}/$L。我摸他的腿，虽有浮肿，但已经大大减轻，为什么我一开始没有想到猪苓汤与栀子柏皮汤？是陷入了两个思维圈子。第一，多汗，浮肿，且患再生障碍性贫血，用黄芪似乎十分贴切；第二，下肢静脉血栓浮肿，桂枝茯苓丸也有成功案例。细细想来，我忽略了患者皮肤白皙而滋润，下肢浮肿而皮肤无甲错，也无瘀血证的"如狂"和"少腹急结"。如此大病，还是"湿热"为患！

　　猪苓汤是治疗淋证及尿血的专方，我曾用本方合小柴胡汤治疗过一例再障的尿路感染和尿血，后来不仅尿路感染控制，尿血消失，而且血小板、红细胞、白细胞等均有明显上升。本案虽没有尿路刺激症状，但也是再障，而且服用猪苓汤加味方后血象也有回升。这是否提示再障伴有浮肿，或尿路刺激症状，或尿血者，可以使用猪苓汤？其中导致血象升高是全方的综合作用，还是方中阿胶的功效？我还要继续观察那位周姓男子的效果，期待他的复诊。

2009-05-13

从舌绛如火说开去

"舌绛如火",记得是《临证指南医案》中的一句话,刚查原文是"舌络被熏,则绛赤如火"。叶天士先生的文笔很传神,"如火"两字将红绛舌的特征写活了!此案用的是黄连阿胶汤去黄芩,加生地、天冬。后来,我遇到好几例舌红绛的患者,患病各不同,有先兆流产,有崩漏,有干燥综合征,有血小板减少,有心律失常,有糖尿病,还有抑郁症、焦虑症、老年性痴呆等。病虽不同,但都有共同的舌象,同时,还有心烦悸、失眠、舌痛等症。

用黄连阿胶汤,或加生地,或用原方,均有效果。最明显的是睡眠改善,心悸减轻,有的出血也得到控制。有人说,经方真灵活,异病同治。其实,在经方家看来,有是证用是方的原则很死,也是对病用药。这是一种病,叫黄连阿胶汤证,或叫黄连阿胶汤病。这个病的临床表现特征:一是心中烦,或悸,或闷,或不得卧;二是出血或出血倾向;三是腹痛,或心下痞;四是舌红或红绛。但经典的表述比较简单,仅仅是"心中烦,不得卧"而已,其余的黄连阿胶汤证是靠后世的临床经验加以补充和完善。

比如,舌红绛的特征,就在叶天士的医案中。除红绛以外,还有光剥苔,曹仁伯医案中有记载,他以黄连阿胶汤去黄芩加大生地治疗阴虚苔剥。黄连阿胶汤止血,可见于《张氏医通》的"治热阴血便红"、《医宗必读》的"治毒下利脓血,少阴烦躁不得卧"、《类聚方广义》载"治诸失血,心悸身热,腹痛微利,身体困惫,面无血色，或面热潮红"等。

此外，日本的汉方家还认为黄连阿胶汤证当有皮肤干燥脱屑等。如大塚敬节的《汉方诊疗三十年》载："妇女颜面患皮肤病，此方有良效。约30年前，余妻子为顽固皮肤病而苦恼。其疹稍圆，两颊中心向外扩展，瘙痒，略赤而干燥，可见小落屑；受强风吹或日光晒，色更赤，瘙痒加剧。投与大柴胡汤加石膏、大黄牡丹皮汤加薏苡仁、桂枝茯苓丸、黄连解毒丸等，治疗百余日均不愈，反而病情恶化。因此，经仔细考虑，阿胶、芍药润皮肤之干燥，黄连、黄芩解赤热，故与黄连阿胶汤。用一服赤色消退，一周后痒止，约一个月痊愈。发疹主要见于颜面，隆起低而不甚显著，以指抚摸，稍稍粗糙；略带赤色而干燥，很少作痒；以有米糠状落屑、受风吹或日晒即恶化为目标，其后治愈数例妇女皮肤病。"

前人说，学《伤寒论》，不能死于条下。学经方，也是一样，不能拘泥于条文。张仲景的东西，是真实的，但是不全的，许多原文是表述不完全的文字。我们必须补充它、发展它、完善它，才能真正地理解它，才能灵活地运用它。黄连阿胶汤证是这样，其他的经方也是这样。所以学经方，光读张仲景原著是不够的，还要读后世各家的书，勤求古训，博采众方，就是我们的态度。

2009-06-26

黄连阿胶汤与干燥综合征

昨天，那个患干燥综合征的中年妇女来复诊了。面色变得滋润，神情变得活泼许多，有了笑容。她告诉我，那药真灵！睡眠好多了，特别是胸闷、烦躁、心慌的感觉没有了，口腔的干燥感也好转。她还撩起裤管，说那块发硬的皮肤也变软了。在一旁的丈夫也充满了感激之情。我问她索要病历，她说不好意思，忘在家里了，不过药方记得：黄连 10g，黄芩 15g，白芍 15g，阿胶 15g；另外每次服用时在汤药里打一个鸡蛋黄。她已经记住那方了。那方是黄连阿胶汤。

记得她是三周前来诊的。她当时精神还好，但肤色憔悴，唇红并且特别薄，牙齿剥的剥、掉的掉，还有雷诺现象和晨僵现象。许多免疫指标异常。她沮丧，她痛苦。

而现在那寥寥几味中药竟然有如此神奇的疗效，让她十分欣喜。我问她汤药苦不苦？她说有点苦，但不难喝。

她问我：吃鸡蛋是否会使她原本较高的甘油三酯更高？我说服用此方加蛋黄是古法，其中道理还说不清，蛋黄增加血胆固醇是有报道的，但是否升高甘油三酯说不清，血清胆固醇升高是好是坏也说不清。她丈夫提示，她的总胆固醇是偏低的。

我让她继续服用原方。我还要观察和思考。除了患者提出的那些问题以外，黄连阿胶汤与干燥综合征乃至部分免疫性疾病之间是否能够画一道连线？服用蛋黄是否必需？总胆固醇高些是否对愈病有利？有很多的问题等待答案。

　　还要补充说一下，那患者的舌头是红的，舌苔是厚的。

2009-07-03

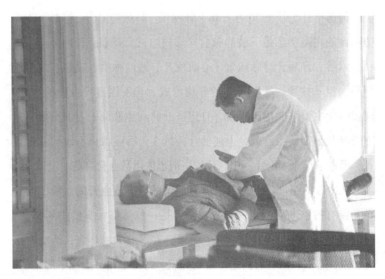

腹诊（2013年12月于南京中医药大学门诊部）

下肢静脉血栓

　　毛某，男，51岁。2004年11月底因左腿肿痛确诊为左下肢静脉血栓，血栓长度20cm，曾在当地住院治疗。医生欲手术去栓，患者畏惧手术，但用静脉抗栓治疗无效。希望服用中药试试。2005年5月21日开始服用如下汤方：桂枝10g，肉桂5g，茯苓15g，桃仁12g，丹皮10g，赤芍15g，白芍15g，怀牛膝30g，丹参12g，石斛20g，红花10g。服用2个月，复查B超下肢静脉血栓已消失。

　　静脉血栓绝大部分发生在下肢，而且多为左下肢，患肢肿胀、增粗、疼痛，发病迅速。其并发症肺梗死的发病率和死亡率高，据说美国每年有5万～20万人死于肺梗死。静脉壁损伤、静脉血流滞缓和血液高凝状态是下肢静脉血栓形成的三大要素。长期卧床、外科手术后、肾病、静脉插管、心肌梗死、恶性肿瘤、吸烟、口服避孕药、粗暴按摩、肥胖、高龄等均可成为诱发因素。本病的治疗，现代医学主要采取抬高患肢，自患肢静脉滴注低分子右旋糖酐、复方丹参及小剂量溶栓剂，上述治疗持续3天后症状仍不缓解并加重者，可考虑行介入治疗。中药治疗一般也使用活血化瘀药。

　　从中医的角度看，患者的瘀血不仅是指下肢血管的血栓，而且有其特有的诊断着眼点。首先，患者是一位体格壮实的中年男子，面色暗红，腹部肌肉比较紧张；第二，左下肢肿胀疼痛，活动时疼痛加剧；第三，既往有痔疮，近日频发。痔疮也是瘀血在下的指征。以上三条，符合瘀血在下的判断。

本案使用的配方由经方桂枝茯苓丸和经验方四味健步汤组成。桂枝茯苓丸是经典的活血化瘀方，有关论述可参见前案。

我重点说说本人的经验方四味健步汤。该方由芍药、怀牛膝、丹参、石斛组成。主要用来治疗下肢疼痛为特征的瘀血性疾病，其作用部位以血管为主。许多糖尿病的并发症，如糖尿病足、糖尿病肾病、静脉血栓形成等经常有应用的机会。本方中的药物，大多是古代用于治疗腰腿痛或步履乏力的药物。芍药是经方芍药甘草汤的主要药物，《伤寒论》用芍药甘草汤来治疗"脚挛急"，说药后"其脚即伸"。有趣的是，《朱氏集验方》用此方治疗不能走路，改方名为"去杖汤"。《神农本草经》也说芍药"除血痹"，血痹都有疼痛。

怀牛膝，《神农本草经》说得更清楚，说"主寒湿痿痹，四肢拘挛，膝痛不可屈伸"，唐宋方中多用来治疗腰膝酸软。还有石斛，古代多用来治疗脚弱腰痛的病证。比如《外台秘要》记载的生石斛酒，用生石斛三斤，牛膝一斤，杜仲八两，丹参八两，生地黄三升泡酒；用于治疗风痹脚弱，腰胯疼冷；《辨证录》有一方，名石斛玄参汤，用石斛一两，玄参二钱，水煎服；治疗胃火上冲，心中烦闷，怔忡惊悸，久则成痿，两足无力，不能步履。现在看来，这些脚弱腰痛的病证，大多是糖尿病引起的，也有的是静脉血栓之类的疾病。经过一段时间临床验证，发现此方效果很好，主要表现为下肢疼痛、麻木、抽筋、浮肿等症状的缓解，有些患者居高不下的血压也能有所下降，有些患者多年困扰的便秘也能解决。方中的芍药，有赤白两种。习惯认为，白芍以养血柔肝为主，用于肌肉痉挛性疾病为主；赤芍以活血化瘀为主，用于舌质暗紫，或血液黏稠者较多。我临床往往赤芍、白芍一起用，用量根据病情调整。如果疼痛剧烈或大便干结者，芍药的总量可以达到120g。牛膝，有川牛膝、怀牛膝两种饮片，根据习惯，怀牛膝具有补益肝肾的功效，对于腰痛脚弱者，怀牛膝用量可以至100g。

这个患者的效果还是比较好的。后来随访，在服用中药3个月后，血栓已消，局部遗留血栓囊壳，有肿胀感，痔疮未发，余无不适，目前已经停药。

2009-07-19

我的退热经验方

前天早晨我打开手机，发现有两个未接的国内来电，我回短信告诉对方我在英国。随后短信跳出，原来是机关小丁。他爱人昨晚开始发烧，现高烧38.8℃。他说6月也发烧1周，CT诊断是肺炎，挂水1周方退。我问他爱人发热有汗否？是否月经期？有无其他不适？小丁回信说：月经刚过，发热前呕吐一次，肠胃无不适。我即开一方：柴胡40g，生甘草10g，黄芩15g，连翘50g，水1500mL，煎煮半小时，每3小时服1次。如汗出热退即停服。到前天中午，我询问情况如何？小丁告诉我，正开始服用第2次。昨天早晨手机上小丁的短信：昨天用了您的药后，微微出了些汗，烧也退了。

这是我的经验方，主治感冒发高热，汗出热不退或无汗身热者。这种发热夏秋季尤其多见，体温常高达38.5℃以上，许多患者先挂水，两三天热不退才求助中医，而服用此方，大多汗出热退，有些患者会通身大汗，从此脉静、身凉。也有服用以后，得快利，随即汗出。

此方从小柴胡汤加减而来。因是急性发热，所以去了人参、半夏和生姜、大枣；加连翘，是因为连翘擅长清风热，对发热汗出而热不退者，对头昏、心烦、失眠者，对咽喉充血、淋巴结肿大者，对发热而呕吐者，都很有效。柴胡退热，必须大量。《伤寒论》原用八两，按一两3g换算，也需要24g！柴胡还必须配伍甘草，因为看《伤寒论》原文，小柴胡汤的加减很多，人参、姜、枣、黄芩均可去，唯独柴胡、甘草不能去。

有不少青年女性的发热，大多在经期或月经刚过，用小柴胡汤最有效。《伤寒论》有"热入血室"的说法，可能就是指这种发热。

2009-08-09

夏日寒湿多

最近门诊上的病人寒湿证很多，或身痛，或困重，或浮肿，或面起黑斑或痤疮，或月经过期不来，或腹泻，或皮肤痒，或赘肉顿生……表现不一而足。我的处方中葛根汤、麻黄附子甘草汤、麻黄附子细辛汤、五积散等散寒经方的出现率大大提高，这与许多人夏季生活规律失常有关。

入夏以来，南京天气酷热，许多人久居空调室内，极少活动，且恣食冰冷，生活无规律，导致该出汗的季节无汗，体内寒湿无从发泄，遂致以上病证。对此必用以上方药，大汗一出，自然浑身轻松。

葛根汤善治头面部痤疮、鼻炎、头痛、颈椎病以及感冒发热等。此方发汗以后，皮肤会变得光亮嫩滑。

麻黄附子细辛汤以温经散寒止痛为专长，特别适合腰腿痛、肩颈部痛的患者。当然，那些头痛、恶寒、无汗的患者，服此方也能一汗而解。

五积散药味多，但组方严谨，由麻黄汤、平胃散、温胆汤、半夏厚朴汤、当归芍药散等方加减而成。散寒化湿，理气活血。适用于恶寒无汗、头痛身痛、眩晕恶心、咳嗽多痰、腹胀便溏、月经不调或闭经者。我对那些体重骤然增加，且月经量少而面起黄褐斑的女性用之尤多。服后大多反映精神爽，面色转红润，体重有所下降。

服上方期间，必须少用空调，多喝热开水，早餐吃几片生姜，或喝生姜红茶，以助药力。

2009-08-27

桂枝汤治疗术后自汗

前不久，我得知外地一位朋友做了捐肾手术，遂电话问候她。电话中的声音低微，她说没有一点食欲，希望吃中药调理一下。问她还有哪些不舒服？她说汗很多，人疲乏无力。问她有无发热？她说手术后曾有过，现在手术后10多天了，体温正常，但仍自觉身体发热。她是一位舞蹈老师，人到中年，依然苗条，因皮肤干，常服温经膏。她是我常说的桂枝体质。遂短信处方桂枝汤原方：桂枝15g，白芍15g，炙甘草5g，生姜5片，红枣10枚。水煎温服，药后喝碗热米粥。我说服两三天看看。过两天，短信来了，说服药以后，汗没了，吃东西也好多了。

桂枝汤是治疗自汗的经方。这种自汗，大多见于瘦弱之人，经过极度疲劳、饥饿、寒冷、创伤等刺激，精神不振，烘热汗出，心悸，食欲不振。为何会出汗？传统的解释是营卫不和，是表虚，也就是机体的自我稳定、自我和谐能力下降的缘故。桂枝汤就是调和方，是强壮方，是抗疲劳方。我那位朋友经过一场大的手术，是一次较大的创伤，自汗就是体质虚弱的表现之一。桂枝汤不是单纯地收敛汗液，而是调整体质，是通阳气，药后果然胃气来复，汗也收了。桂枝汤帮助她较快地恢复了健康。

桂枝汤方很小，药仅仅5味，价极廉，但效果却极显著。几千年来，屡用屡效，是千古良方。我真希望大家多多使用桂枝汤！

2009-09-10

五苓散真灵

上个星期 Z 老先生打电话给我，说他头晕多天，住院检查排除脑血管问题，最后以内耳结石可能的诊断出院调养，但头部重压感、晃动感依然。他希望中药治疗。Z 老 70 多岁，平时体质很好，不胖不瘦，这次发病以后，腹胀，不能多吃，而且伴有腹泻。我先给他开了藿香正气汤 3 剂。3 天后他告诉我腹胀虽有减轻，但还是不舒服。特别是大便一天 3 次以上，为水样；吃点鱼肉和蛋羹，就肠鸣腹泻。我再次去看他。

Z 老精神还好，上午还参加会议。但他说感到头晕，烦躁，坐卧不安，两下肢发凉发酸，十分难受；自觉胃内有很多水，发胀，有水声；还有水泻。我开五苓散原方：桂枝 10g，肉桂 5g，茯苓 30g，猪苓 30g，泽泻 40g，白术 30g。5 剂煎服。第 2 天，Z 老就告诉我，胃里已没有水的感觉了，下肢的酸冷感明显减轻，头晕、坐卧不安的情况基本消失。过两天，Z 老来信说：早晨起来还是腹泻 3～4 次，但精神好，食欲也好，不知何故？我让他多喝热开水。大约是我的话提醒了他，他告诉我："这几个月来半夜里口干，需喝水。"他说要注意，不再喝冷开水了。果然，今天上午 Z 老来信说，大便成形了。

五苓散治疗夏秋季的呕吐、水泻很灵验。患者大多伴有口渴、腹胀，胃内停水，或头晕头痛，或心悸、烦躁，或多汗。形成这种疾病的诱因，大多为大汗出后恣饮冷水，或酷热之下骤然空调低开，或体质寒湿重而又过用抗生素或过度输液，导致水停胃内，或从上逆出，或往下洞泻。服用五苓散后，随着小便通利，周身微微汗出，诸症顿消。五苓散还没有成药，可以改作汤剂煎服，也可以加工为粉剂，用开水冲服。汤剂每天分3次口服，粉剂每次服用5g，每天服用2～3次。

五苓散与藿香正气散主治很相似，都用于夏天的感冒、腹泻、呕吐等。但藿香正气散善于理气，其证多有恶心呕吐、腹胀不欲食；五苓散善于利水，其证多有吐水口渴、头晕心悸、烦躁而多汗，虽也有腹胀，但少嗳气，而有胃内振水声。Z老就是这种情况，我开始没有注意鉴别。方证识别不易啊！另外，服用五苓散后，必须多饮热开水，这是张仲景的经验，《伤寒论》有"多饮暖水，汗出愈"的记载。当然，服五苓散后，也不能吃西瓜、饮冰茶，还有那些诱人的哈根达斯冰淇淋、爽口的红豆冰沙等也都要挡住哟！

2009-09-12

温经汤治疗更年期妇女久泻

　　某女，50余岁，体瘦弱，因反复腹泻4个月求方。已经服用各种消炎止泻方药无效，肠镜检查无恶疾，泻日久，寐不安，人渐瘦，面色憔悴，原本半老徐娘竟成一老妪。其唇干而瘪，舌淡少苔。此乃温经汤体质，遂用温经汤原方。半月后来复诊，露喜色，云大便见干，次数见少。嘱原方续服2个月。再来诊时，面色红润，判若两人，其久泻顽疾已愈。

　　温经汤治疗女人腹泻，当属古法，《金匮要略》温经汤条下已经有"妇人年五十所，病下利数十日不止"记载。我以此法治疗多例，均有良效。临床发现，温经汤不仅止泻，还能改善睡眠，对瘦弱中年妇女的失眠，只要没有精神心理疾病，就可以投温经汤。

2009-09-12

千古奇方半夏泻心汤

2005年诺贝尔生理学或医学奖的得主，是澳大利亚医学科学家巴里·马歇尔（Barry J. Marshall，临床医生）和罗宾·沃伦（Robin Warren，病理医生），他们的贡献是于1982年发现了导致胃炎和胃溃疡的幽门螺杆菌。自从发现了幽门螺杆菌是导致胃炎的病因后，西医治疗胃炎和溃疡的理论转为抗菌疗法，采用简单的抗生素即可以大大提高胃炎和溃疡的治愈率，一个并不起眼的病理发现在短短的一二十年间为千百万胃病患者解除了痛苦，甚至挽救了生命。世界人民感谢他们，能得到这个国际大奖也是无愧的。在祝贺这两位科学家得奖的同时，我更深深地钦佩张仲景。他虽然没有发现许多胃病是由细菌引起的，但他却知道这些胃病应该用黄连、黄芩这些带有广谱抗菌作用的药物，而且知道黄连、黄芩再配伍半夏、干姜、人参、甘草、红枣效果更持久，更稳定，病人服用汤液时口感更好。因为他记录了一张千古奇方——半夏泻心汤。

这是一张治疗上消化道炎症的古方。遥想仲景当年，军阀混战，饥荒连年，百姓生活极端困苦；饮食不调，颠沛流离，惊恐不安，患有胃病的人必定很多；临床多表现为上腹部痞痛，或食欲不振，或呕吐腹泻等，这就是古代所说的痞症。张仲景经验，凡呕吐而肠鸣、心下痞者，都可用半夏泻心汤。因为本方能较快地消除心下痞的症状，所以名半夏泻心汤。《金匮要略》说："呕而肠鸣，心下痞者，半夏泻心汤主之。"《伤寒论》说："伤寒五六日，呕而发热者……但满而不痛者，此为痞，柴胡不中与之，宜半夏泻心汤。"（149条）这些条文，就明确地提示半夏泻心汤可以治疗消化道疾病。上呕、中痞、下肠鸣，病变在整个胃肠道。呕吐是本方证的主要特征，往往患者见饮食无食欲，或有恶心感，甚至入口即吐，或者进食不久以后，上腹部发胀，或者消化液反流，这种饮食不下出现上反。所谓痞，表现为上腹部不适，但按压后并不是硬满如石，也不是腹满如覆瓦，相反很软。现在许多上消化道炎症均可表现为"心下痞"。肠鸣，多伴有大便次数增加，或不成形等。

近年来有关半夏泻心汤治疗胃炎的报道较多，总有效率均在90%以上，认为半夏泻心汤有抗幽门螺杆菌感染、参与免疫调节、保护胃黏膜屏障功能以及止血等功效。本人经验，慢性胃炎使用半夏泻心汤原方即有效果。如果为久治未愈、面色晦暗、舌质淡红的胃病，可以加肉桂5g；如咽喉疼痛、胸闷明显者，可加山栀、连翘，效果更好；糜烂性胃炎导致的出血，可加制大黄。

胃病是中国人的常见病、多发病，而半夏泻心汤也是一张常用方、久经实践检验的古方。但是，现在能用半夏泻心汤原方治疗胃病者却不多。大多自拟一大方，其中有辛香药一堆，草头药几把，虫类药几样，矿物药一堆，美其曰此方能消炎、止痛、制酸、抗变。临床疗效不能说没有，但总不如半夏泻心汤来得快捷，口感也没有半夏泻心汤那样苦得爽口。所以，我真心希望读者们多用此方，因为千百年来，有无数的医生用过这张方，而治好的胃病患者更是天文数字！中医不可能有动物实验，古人就是在人身上试出了这张配方。因而，这张配方更显得珍贵。

我用半夏泻心汤的经验，是家乡名中医夏奕钧先生所授的。他是苏南地区伤寒派朱莘农先生的弟子。朱先生擅用半夏泻心汤，夏老也以用川黄连而得名，老百姓见他的方子里往往川连打头，所以给他起了个雅号"夏川连"。当然，夏老也不仅仅用黄连，而是用黄连、黄芩配伍半夏、干姜、厚朴、吴茱萸、肉桂等，即所谓的苦辛配伍法，治疗许多胃肠道疾病、发热性疾病，往往药到病除。而黄连、黄芩配伍半夏、干姜的经验，正是半夏泻心汤的核心。夏老看病，要摸病人的上腹部，看看有无"心下痞"？然后要看舌苔是否厚腻？还要问病人的大便是否成形或腹泻？这套程序，实际上就教我们如何辨认半夏泻心汤证。要用好半夏泻心汤，还有几点要说一下。

　　第一，本方是胃病的专方，虽有报道用于其他系统的疾病，但一般都伴有上消化道症状。

　　第二，本方证多见于体质较好的中青年人，其唇舌红，多伴有睡眠障碍及腹泻倾向；舌苔多见黄腻，但脉象没有明显特征。

　　第三，本方证的病机是寒热错杂，中虚热结。半夏泻心汤为一首最具代表性的寒热补泻同用之方，只要是胃炎，虽舌红不忌姜、夏，虽舌淡不避芩、连。

　　第四，方中人参，可用党参替代。

　　第五，本方与黄连温胆汤相比，后者的精神症状更为突出，如失眠、心烦、心悸、易惊、多梦，前者则以胃肠道症状为主。与香砂养胃丸也不同，彼方多用于面色黄、消化不良者，而本方多用于胃中有感染者，所以柯韵伯说："凡呕家夹热者，不利于香砂橘半，服此方而晏如。"（《伤寒附翼·太阳方总论》）其夹热，是特征。

第六，服用本方有效以后，需要小剂量守方常服，疗程常在 3 个月以上。即使停药以后，可常常食用生姜红枣汤。

2009-12-07

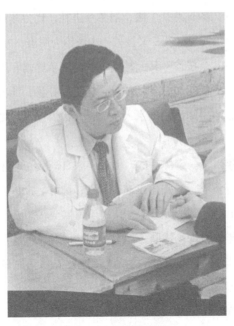

义诊（2007 年 3 月于南京市高淳县）

止汗方不同

　　某女，年近六旬。皮肤干而面浮红，神气清朗。但主诉去秋以来自汗甚多，稍动即湿衣，汗后肤冷彻骨，某医给服桂枝加附子汤加味、竹叶石膏汤加味、六味地黄汤加味以及大堆养阴敛汗药无效。余视其眼皮虚浮，下肢轻度浮肿，用真武汤加桂，附子用20g，桂枝、肉桂各10g，3剂即汗收。

　　某退休干部，年七十余。两年来头昏健忘，神情恍惚，疑为老年性痴呆前期。冬日遇某中医，嘱冬令进补，代为熬制膏滋药，但服用不久即烘热汗出如洗；又被另一中医诊为阴虚，方大，药20余味，药后无效。余接诊，其人神气不乱，叙事娓娓有序，其肤色红润，脉弦滑。用柴胡加龙骨牡蛎汤合栀子厚朴汤，汗出即大收。细询病情由来，才得知病始于家人车祸，大惊惶惶不可终日数周，遂有如此病证。续服原方。

　　某男，年六十。素体甚健，但近年来日渐疲惫，牙齿尽脱，特别是每日盗汗湿衣，检查血压高，唇红，脉滑。投黄连解毒汤，汗即收。

　　某女，年五十许。体胖，汗多，一动即有，虽冬月亦然。常常饥饿难耐，此时则冷汗淋漓。投黄芪桂枝五物汤加葛根，汗止不言饥。

2010-01-11

麻杏石甘汤加味治疗失音

省两会期间，我遇到一位老领导，欲言无声。原来他 1 个月前先感冒发热，说是肺炎，挂水服药热虽退，而咳嗽声嘶，中药、西药服用无数，迄无一效，竟致音哑。会议期间，要他讲话的场合很多，而如此发声状况，让他十分焦虑。他体格敦实，平时无大病，心脏偶有早搏。视其精神不振，舌苔白厚而舌质暗红；询得咽喉痒，如咳则有少量白痰，汗多身热，入夜难寐。遂书一方：生麻黄 10g，杏仁 15g，生石膏 20g，生甘草 10g，姜半夏 30g，桔梗 15g，厚朴 15g，干姜 10g。让门诊部急煎，下午送到，当即服用一袋，睡前又服一袋。次日早餐时相遇，声音既出，只是尚不清亮而已。他说昨夜得安眠，汗已收，药既有效，喜形于色。

麻黄杏仁石膏甘草汤多用于呼吸系统疾病的炎症以及过敏性疾病，其人多强壮，有汗而病不减是其特征。桔梗甘草汤是仲景治疗咽喉疼痛、咽喉痒的基本方。半夏、厚朴专治咽喉的异物感；半夏配麻黄，还能治疗心悸失眠等症。数方相合，调整体质，抑减症状，故取效很快。

2010-02-02

火热的口腔扁平苔癣

春节前，我接到某女士的病情反馈。她说口腔黏膜疼痛特别严重，不仅无法进食，而且连说话也感到困难；晚上睡不着，自己观察口腔颊黏膜通红。

她是我跟踪观察的口腔扁平苔癣的重点病例。她体型中等，皮肤细腻，眼睛有神；其病损部位在左侧磨牙齿龈，经常充血糜烂。她服用的基本方是甘草泻心汤，一年多来病情控制尚满意，但在月经期、紧张劳累后还会小发，不过如此大发作尚不多见。我改方：黄连 5g，黄芩 15g，栀子 10g，黄柏 10g，制大黄 5g，生甘草 20g。半月后反馈：药后疼痛迅速缓解，现进食已经没有不适感。

口腔扁平苔癣是口腔黏膜最常见的疾病之一，好发于中年女性，病因不明，疲劳、焦虑、精神紧张可以诱发，也有人认为与机体免疫功能紊乱有关。口腔扁平苔癣的病损常呈对称性，主要表现为白色条纹、丘疹、斑块，甚至充血糜烂，患者进食和说话时会感到疼痛。

现代医学对扁平苔癣缺乏有效疗法。根据我以往的经验，经方甘草泻心汤、小柴胡汤对此病有效，可以控制发展。此次某女士案例又提示黄连解毒汤合大黄甘草方对此病也有效。黄连解毒汤是泻火要方，原主治苦烦闷干呕、口燥呻吟、错语不得卧的热病患者，但后世应用不拘于热病，凡是烦躁易怒、口干口苦、心悸、失眠、舌红坚老、脉滑数等为特征体质的各种疾病都可以使用。患者本属火体，再因口腔疼痛导致失眠，且口腔黏膜通红，当属黄连解毒汤证无疑。用大黄，是除痞泻热；配黄连、黄芩，便是经方泻心汤。用大量甘草，是取甘草修复黏膜的功效。说来也怪，如此苦寒重剂，某女士服用后居然不觉得苦，说汤液甜丝丝，有甘草味。

为何不用甘草泻心汤？是没有心下痞、腹泻等消化系统症状，而且先前也服用此方效果欠佳；为何不用小柴胡汤？是没有往来寒热、胸胁苦满，形色也不憔悴。特别是发作后口腔黏膜通红如火，则上述两方中的参、夏、姜、枣似乎吃不下，因为她稍吃辛辣就疼。发作已经控制，能否完全治愈？我嘱咐她继续服用原方观察，如药味太苦，则减少服用量。我期待为她寻觅到一张能治愈顽疾的对证良方。

2010-02-17

迟到的桂枝茯苓丸

2月15日，25岁的八一女篮队员王凡因肺梗死去世。

肺梗死是肺栓塞后因血流阻断导致的肺组织坏死。引起肺栓塞的常见栓子是深静脉血栓，还可有脂肪、肿瘤栓子和气体等。此病起病急，有呼吸困难、胸痛和咯血等，死亡率极高。王凡就是在301医院昏迷23天后未能幸免，此病的急症是轮不到我们治疗的。我曾经治疗过一例慢性肺栓塞病人。此人为老年男性，一年数次急诊抢救入院，后用桂枝茯苓丸加川芎、丹参，并服大黄䗪虫丸等，较好地控制了病情，患者数年稳定。这个患者形体消瘦，面色青黄，眼圈发黑如熊猫眼，口唇紫暗，肌肤甲错，一看就是中医所说的瘀血体质。我上网看了一下王凡生前的照片，发现她的脸色也偏黄，而且眼圈也发暗，口唇也不鲜红，可见她早有瘀血隐患。我想，如果王凡早点服用中药调理，自己也注意休息，可能就会逃过一劫。但为时已晚，一代女篮骁将，说走就走了！

桂枝茯苓丸是古代的下死胎方，后世的应用范围非常广，特别是日本汉方将其作为活血化瘀的基本方用于各科临床。我在临床发现，桂枝茯苓丸对血栓性疾病有效，不仅是肺栓塞，对心肌梗死、脑梗死以及下肢的静脉血栓也有效果。只是有时需要合方，或合血府逐瘀汤，或合黄芪桂枝五物汤，或合大柴胡汤，或合柴胡加龙骨牡蛎汤，或合大黄䗪虫丸，或合桃核承气汤，或合本人验方四味健步汤，"病""人"同调，效果要更好些。

迟到的建议，迟到的桂枝茯苓丸，除了对王凡去世的哀悼之外，更希望这点小小的经验能引起各位网友对体质调理的关注，更希望引起中医界对桂枝茯苓丸这种经方应用范围扩展的关注。桂枝茯苓丸不仅仅是治疗子宫肌瘤的成药，其中蕴含的巨大能量需要好好地去利用和开发。

2010-02-21

潜入 ICU 的四逆汤

　　制附子 50g（先煎 2 小时），干姜 15g，炙甘草 10g，桂枝 10g，上好肉桂 10g（后下）。煎取药液 300mL，分 3 次鼻饲。这是昨天我给 A 先生病危的父亲开的处方：四逆汤加肉桂、桂枝。

　　昨天上午的门诊到 2 点多，刚结束时接到同事 A 先生的电话，话音急促，说他父亲突发心梗，血压不稳，心率异常，一度心脏停跳，已经上了呼吸机。他希望我去重症监护病房看看，能否用中药以助急救一臂之力。我随即赶到 ICU 病房。患者处在昏迷状态，全身是管子，呼吸机以外，还进行了透析。护士告诉我，体温正常，大便 3 天没解。患者是位 75 岁的老人，去年心肌梗死过，恢复过程中竟然再次发病。我按压腹部，软软的，患者没有任何痛苦表情；其皮肤比较白净，稍有浮肿貌；脉象微弱难摸。阳虚无疑。遂开上方。今天下午 A 先生欣喜来电，说老人病情稳定了，心率、血压正常，医生说明天可以停透析观察。

　　这次去 ICU，不是正式会诊，病情极危重，回生的希望似乎不大，医生也没有阻挡家属的意愿，同意鼻饲中药，但也没有问何方何药。可以说，不管是监护起效，还是中药起效，但用药后病情好转是事实。这似乎提示，经方在 ICU 是有用武之地的。我只是希望，经方不是潜入 ICU，而是大踏步地进入 ICU！ 病情能否稳定，还在观察之中。今天继续原方鼻饲。

2010-02-28

一张好方柴归汤

今天第一个走进诊室的是个女士，甲亢、桥本甲状腺炎4年的患者。她上周初诊，我给她用的是小柴胡汤合当归芍药散，水煎。今天她欣喜地告诉我感觉好多了，原本百余次的心率已经降为80多，而且疲劳感明显减轻。她患病后曾服用西药，但肝功能出现异常，于是寻找中医，但效果一直不明显。她笑着说：这次的中药吃对路了！看着她变得微微泛红的脸，我也很高兴。

用小柴胡汤合当归芍药散治疗甲状腺炎，这个案例不是第一个。这些年来，不时有这种病人来求方，大多是青中年女性，或者心悸心慌、消瘦、燥热、出汗，或者畏寒、浮肿、肥胖、无力、便秘、闭经等；也有无明显不适，但无意中发现甲状腺肿大者。用小柴胡汤合当归芍药散，可以改善症状，进而调整甲状腺功能。我常大剂量使用柴胡、白芍，甘草的用量也比较大。

为何用这张方？第一，这种病反复发作，时进时退，与小柴胡汤证的"往来寒热""休作有时"同类。第二，患者多为女性，且多有月经失调，或周期参差，或闭经。其人大多脸色黄，或浮肿，或便秘，或腹泻，或腹痛，或心悸，或头痛，与当归芍药散证相符。也就是说，我着眼的，不是病名，而是体质，是整体。

其实，小柴胡汤合当归芍药散并不是甲状腺炎的专方，我还用它们来治疗很多女性的常见病。比如同属于自身免疫性疾病的自身免疫性肝炎、干燥综合征、红斑狼疮、类风湿关节炎等，发现只要方人相应，都有效果。我隐约觉得，这张方是一种极具研究开发价值的纯天然的免疫调节剂。

为了便于记忆，我给它起了个朴实的方名——柴归汤。

2010-03-06

留人治癌的不足

　　周一门诊中印象比较深的那位晚期肠癌患者，是一位年近八十的老者。他是去年2月来服用中药，那时他已经被确诊为晚期肠癌，不停地便血，贫血、消瘦。由于已经转移，没法手术，化疗了两次，因为反应太大，食欲全无，也没有能够继续。我给他服用了薯蓣丸改汤，并嘱咐他注意营养，多食猪蹄或牛筋。老人患有胆囊炎，不敢吃猪肉，遂改用牛蹄筋，炖至极烂，每日少许佐餐。他2～3个月来一次门诊，方子几乎不变。自从服用中药以后，体重止跌回升，去年夏天的时候，精神气色均不错，大便出血也少了很多。但今年以来，体重又开始下降，大便次数增加，病情还是在缓慢发展。我还是给服原方，在这种情况下，扶正理虚是最佳的选择。

　　我接诊的肿瘤患者，大多是手术、化疗以后转来的，年轻全身状况较好的，我有用五苓散、小柴胡汤的；年龄大，全身状况差的，我大多用炙甘草汤、薯蓣丸等。20世纪七八十年代，也曾使用过一些清热解毒的白花蛇舌草、半枝莲、半边莲、蜀羊泉等，或活血化瘀的三棱、莪术等，但总是感到这些药，药证不明，疗效不明，90年代以后，我也渐渐不用了，思路转向经方医学。

　　留人治病，是我的治癌观。很多情况下，生命岌岌可危，元气仅仅一丝尚存，如果再用攻击性的药物，往往玉石俱焚，人病均去。这种治疗方案，我认为是不可取的。在经方医学看来，肿瘤患者大多消瘦、食欲不振，当作虚劳论治。经方中的理虚方，有薯蓣丸、黄芪建中汤、炙甘草汤、大黄䗪虫丸等。而其中薯蓣丸气血双补、五脏兼调，是一种十分合适的调理方。这个老人，就是服用的薯蓣丸。这一年过得还可以，癌病虽没能治愈，但他的人依然在人世间。

从留人的角度出发，我给肿瘤患者提出了判断生命不息的三不原则：精神不垮，体重不减，胃口不倒。也就是说，只要你有希望，有信心，有勇气；只要你注意营养，保持体重；只要你有良好的食欲，你的生命就能不断延续。这就是宏观的指标，这就是从"人"着眼的治疗价值取向。

但是，留人治癌还是有不足和遗憾。因为毕竟癌症是凶险的，有的时候，光调理体质也不能从死神手中夺回生命。如果能够找到克病的良药，那当然更好！现在，我也瞪大了眼睛在苦苦寻觅，我期待着有高手能交流经验，我期待着眼前能出现一些与放疗化疗相媲美的、有抑制肿瘤发展、防止癌细胞转移的特效中药方。

2010-03-11

神方大柴胡汤

前天的门诊上，两个中年妇女接过方笺，很是兴奋地说，这方真神！这方真神！原来，她俩是为在 ICU 抢救的老母亲来转方的。半个月前，他们年近八十的老母亲因为发热气喘，被诊断为肺炎，在重症病房救治多日，因目睹同室某老翁服用中药而转危为安，遂找我开方。我处以大柴胡汤合栀子厚朴汤，服药当夜，即能安卧；后因感冒发热，大便干结且多痰，遂用大柴胡汤合小陷胸汤，也热退便畅，痰也易咯，众人皆称效果神奇。

大柴胡汤是著名经方，原用于心下按之满痛的宿食症，后世用于胰腺炎、胆石症等效如桴鼓；但此方用于呼吸道疾病，也是效果出奇。支气管炎痰多黏稠，可用大柴胡汤合半夏厚朴汤；支气管哮喘胸满唇暗，大柴胡汤合桂枝茯苓丸；肺炎发热或支气管扩张，见痰黄黏稠，大柴胡汤合小陷胸汤；如出血，则大柴胡汤加黄连，都是我临床常用的合方，无不立竿见影。昨天在无锡遇到著名网友十世遗风先生，他也喜用大柴胡，说此乃神方！

大柴胡汤药不过 8 味，但使用面非常之广。高血压、高脂血症、偏头痛、肥胖、反流性胃炎、肠易激综合征、乳腺小叶增生、子宫肌瘤等均有效果，但必须要看其体质。一般体格健壮，以中老年较多；上腹部充实饱满，胀痛，进食后更甚，按压轻则直抵抗感或不适感，重则上腹部有明显压痛，腹肌紧张；多伴有嗳气、恶心或呕吐、反流、便秘、舌苔厚等。我曾经用大柴胡汤治疗一位中年妇女反复发作的心律失常，大柴胡汤加黄连数剂而愈，其依据就是其人丰满，稍多食即胀，胀即心悸。我一位本科生弟子曾用大柴胡汤加生薏苡仁，治疗一青年多发的寻常疣，7剂疣尽脱落，问其所据，答曰无所苦，其人壮实而已。想到日本学者森立之先生用大柴胡汤治疗阳痿，可见也是看其人而用方。

大柴胡汤治疗的不是一个病，更不是一个症状，应该是一种综合征或体质状态。如果有一天将大柴胡汤证的诊断标准和疗效评价标准建立起来，那天下许多医生均会用大柴胡汤，神方大柴胡汤就将名扬天下，活人无数！

2010-03-29

ICU 用经方的感觉

今天接到机关医院 W 医生的电话，告诉我 ICU 病房的 X 老人体温已经降到 37.5℃左右，并询问下一步的治疗方案。我是 6 月上旬被邀会诊的，这位患者 86 岁的高龄，男性，因脑梗入院，39℃以上高烧持续已达 1 个月，各种抗生素均不敏感。我两度换方，先用真武汤加肉桂、红参，后又用真武汤加黄芪桂枝五物汤，终于将体温控制在比较理想的区间。

用大剂量真武汤回阳救逆利水，缘于病情的危急。记得第一次会诊时，患者插着呼吸机，枕着冰帽，昏睡不醒，腹部松软硕大，大便时腹泻；两下肢浮肿，按压后凹陷不起，特别是阴囊肿大如大皮球；其脉忽大忽小。我说是阳虚重症，随时有可能阳脱，嘱撤去冰帽，书真武汤加肉桂、红参，其中附子 50g，先煎 1 小时。煎取 300mL，每次鼻饲 50mL，一天内服完。第 2 天体温升高到 40℃，继而体温降至 38.5℃左右。以后继续服用原方，但体温均在此区间徘徊达半个月。

10 天前我再次去病房会诊，患者气色已转红润，心功能明显好转，房颤减少，脉象缓和；按压其腹部，松软如水囊，两下肢浮肿不消。我改方用真武汤加黄芪、肉桂，其中黄芪 60g，附子 30g，服用后体温终于下降，而且，W 医生告诉我，浮肿已经明显消退，神智也清醒许多。用大剂量黄芪和真武汤，目的在纠正患者的体质状态，患者体内的水气消弭，体温调节功能恢复，发热也就退了。

在 ICU 看病的感觉很爽！因为方证十分明显，不像在门诊看病辨体，本来就没有大病的患者，体质倾向不明显，用药甚难；或是遇到仅仅是神思间病，而倘若没有时间给予其心理疏导，处方往往无情无义，取效甚难。要领略经方的神效，必须到 ICU 病房，必须看那些危急难重症。ICU 大有经方的用武之地。

2010-07-01

大柴胡汤合栀子厚朴汤治疗老年肺部感染

美国回来后的第 2 天早上，我与老家堂姐通话，询问 2 个月前股骨颈骨折的伯母的病情。堂姐高兴地告诉我：老人已经可以下床，扶着藤椅走路了。

伯母今年已经 95 岁高龄了，瘦瘦的，没有大病，只是有便秘和舌痛，按我的建议，已经服用三黄片多年。她记忆力好，《三字经》还能大段背诵，奥运会之际还写诗。不幸今年 5 月底不慎倒地骨折，拍片提示股骨颈骨折，也没有住院，就在家躺着。6 月中旬的一天早晨，堂哥打电话来，告诉我老人发高烧，神志也不是太清醒。问我如何是好？当时，我考虑老人肺部感染，一般应该住院，但老人骨折搬动又不便，便决定暂不住院，服用中药：柴胡 30g，黄芩 10g，姜半夏 15g，枳壳 30g，白芍 20g，制大黄 10g，厚朴 15g，栀子 15g，连翘 60g，干姜 3g，红枣 15g。嘱取 2 剂，每剂煎取 600mL，一天内分 3～4 次服用。

翌日早晨，堂哥来电话说，服药以后，夜半大汗，体温已经下降，尚有几分低烧，稍有咳嗽，但痰不多。嘱继续服用原方。此后，连续 3 天，体温接近正常，而且，大便通畅，神志清楚，食欲恢复。端午节，我专程去老家看望老人。她已能坐在藤椅上，精神很好，午饭还吃了好几块红烧肉。

用大柴胡汤合栀子厚朴汤治疗老年肺部感染，是我这几年积累的经验。张仲景本用大柴胡汤治疗"按之心下满痛"的宿食病，也治疗"伤寒十余日，热结在里，复往来寒热"者以及"呕不止，心下急，郁郁微烦"者；栀子厚朴汤治疗"心烦腹满，卧起不安"者。"按之心下满痛"，是指医生用手按压上腹部以及两肋下有明显的抵抗感，患者常有胀满感及疼痛感；这一指征不仅在胆囊、胰腺以及上消化道疾病中可见，而且，呼吸道疾病也常见，特别是肺部感染以及支气管哮喘。此外，两胁下硬满，按之有明显的抵抗感；"郁郁微烦""心烦""卧起不安"是精神症状，许多肺部感染患者多有烦躁、谵妄、意识模糊等；"往来寒热"是发热持续。据此，大柴胡汤和栀子厚朴汤用于肺部感染也有经典的依据。

　　临床发现，许多肺部感染患者，大多伴有胃反流，特别是老年人和昏迷患者，反流常常导致吸入性肺炎，从而导致肺部感染反复难愈。而大柴胡汤是传统的反流抑制剂，所谓的通里攻下，就是这个意思。据我经验，大柴胡汤对反流性胃炎、胰腺炎、胆石症、便秘等，均有很好的疗效。所以，对老年人来说，控制上消化道的反流，有利于控制肺部感染。当然，也不能将大柴胡汤的抑制反流视为治疗肺部感染的机理。大柴胡汤中的柴胡、黄芩，有良好的退热抗炎作用，也不能忽略。栀子除烦，特别对胸中窒闷者最有效果；配合大黄、黄芩，可以清解胸膈中的郁热，是我治疗老年肺部感染的常用合方。为何加连翘？连翘也是清热除烦的要药，温病家擅长用，治疗热在胸膈，烦热有汗者。据我经验，连翘用于肺部感染发热，量要大，大量连翘与大量柴胡配伍，退热迅速，但大多伴有发汗。

2010-08-08

桂枝茯苓丸下瘀血

桂枝 20g，茯苓 20g，丹皮 15g，赤芍 30g，桃仁 20g，怀牛膝 60g，制大黄 10g。这是我给某女士的老父亲所开的处方——桂枝茯苓丸加大黄、牛膝。

2 个月前，某女士告诉我，他父亲胸闷异常，无法行走，恐为时不久，情绪低落，邀我出诊。前往某老居室，见他虽然已经是 90 岁的高龄，但形体依然魁梧，只是脸色黝黑发红，端坐在椅子上，无法行走。诉说胸闷腹胀；观其腹部，硕大如鼓，犹如弥勒佛，按之不痛但也不柔软；而察其两下肢，浮肿，按之如泥。大便十分困难，必须依赖开塞露，否则干燥难解。我看是腰腿、少腹有瘀血沉积，所以，苦腹胀。当用大剂桂枝茯苓丸加大黄、牛膝。嘱 7 剂后联系。

一周后反馈，药后感到舒适，嘱效不更方，再服 1 个月。昨天，女士在电话中高兴地告诉我：他老父亲的肚子小了一圈，下肢浮肿也退了，大便顺畅。老人能够每天出来走走，心态好了许多。

桂枝茯苓丸善于消解少腹、腰腿瘀血，女人痛经、漏下、闭经、不孕者，男人便秘、腰痛、前列腺增生、下肢浮肿、脚痛等，都可用此方；加大黄、怀牛膝更佳。大黄、桂枝、桃仁，为活血化瘀的经典组合，犹如"桃园三结义"，能通调血脉，清除淤积。牛膝利腰膝，能通经活血，并治少腹痛。前人所谓牛膝能引药下行，是否能如此不好说，但牛膝的作用部位在下肢，倒是明显的。而且，牛膝能治大肚子。先前治疗一中年男子，腹大如怀八月胎儿，外号大肚子，用大量牛膝后明显松快缩小。

桂枝茯苓丸加大黄、牛膝，我常用于各种血栓性疾病。某老就有下肢静脉血栓的可能，如不加治疗，瘀血冲胸，也会酿成大祸。

2010-08-08

甘草泻心汤专治白塞病

黄连 3g，黄芩 6g，党参 10g，姜半夏 10g，生甘草 10g，干姜 5g，红枣 15g。水煎，每日 1 剂，分两次服用。这是我不久前给一位患白塞病的老者的处方。前天，患者来复诊了，他满脸笑容，说这方的效果真好！原来，他口腔口唇黏膜溃烂已经多年，到处求医，服用养阴清热药无数，但均无效。而今，让他没有想到的是，如此简单的药方服用不过半月，满嘴的溃疡居然奇迹般地消失了！

这是一张古方，记载在 1800 年前的《伤寒杂病论》中，方名甘草泻心汤。东汉医学家张仲景将它用于一种名"狐惑"的疾病。狐惑病的主要特征，是咽喉、阴部的溃蚀以及目赤如鸠眼。这种病，就是现代口腔科医生所说的"白塞病"。白塞病，也称为白塞综合征（Behcet Syndrome），是一种自身免疫性疾病。典型的临床表现是指复发性口腔溃疡、阴部溃疡和眼色素膜炎的三联征。但此病可累及多个系统多个器官，如血管、肠道、关节等。白塞病其实是一个内科病，而且与体质密切相关，局部治疗收效甚微，必须整体调节，而甘草泻心汤就是治疗白塞病的一张有效方剂。

用甘草泻心汤治疗白塞病的有效病例，我已经有不少。其疗效主要体现在溃疡发作频率以及程度的控制上，根治还不好说。但就是这一点，对于被溃疡痛苦折磨的患者来说，也已经是求之不得了。前面说到的那位老者，经常因为满嘴的溃疡，吃饭不香，说话困难，让他十分痛苦。

甘草泻心汤治疗白塞病，一般不需加减，用原方即可。我曾经治疗过一位来自福建的女孩，转方多次，其中有加大黄，加连翘、栀子，加肉桂等，但比较下来，还是原方效果最好。这不得不惊叹古人的聪明，不得不敬畏古方的严谨！

白塞病是由土耳其皮肤科医师 Behcet 于 1937 年首次报告的，因此医学界也以其名字命名此病。但我认为，张仲景才是第一个发现白塞病的医生。张仲景不仅有对此病临床特征的记载，更发现了治疗此病的专方——甘草泻心汤。因此，白塞病应该更名为狐惑病或甘草泻心汤综合征。

2010-10-29

柴胡加龙骨牡蛎汤也可调经

L女生的月经已经连续3个月以上正常来潮，而且经期也基本正常了。这让我高兴。

她大学三年级，今年春节后因闭经3个月来求方。她初潮以后月经周期紊乱，4年前开始服用性激素调控月经，先后服用过苯甲酸雌二醇、补佳乐、黄体酮、妈富隆、醋酸甲羟孕酮片等药。服药期间，月经能来，但周期依然不规则，后来发展为经量减少，2009年11月以后月经停止，体重3个月内上升了4kg。

她身材高挑，皮肤白皙，文静寡言，除疲劳感外，余无所苦。那天是晚上，灯光下面脸色显得苍白，眼睑似有浮肿；时有腹泻。初断为湿，我先用五苓散合麻黄、牛膝半月，她告我，药后尿量增加，但月经无动静。我急于催经，便转方用葛根汤加当归芍药散，药进3周，月经依然不至。

再诊时，我陷入了沉思。形体不憔悴，皮肤不干燥，腿上无多毛，脸上白净无痤疮，为何月经不调？其中必有隐情。我开始和她细聊，言谈之中，发觉她的语速偏缓，表情比较淡漠，眼长神冷，是柴胡体质无疑；询得容易疲劳，睡眠不好，不易入睡且多梦，食欲也不佳，时有腹胀，是神伤气滞的迹象。缘由何在？再细聊得知，她初高中阶段因父亲工作调动而不得不频繁转学，身为高干子女，在新的环境下压力甚大；入大学以后，身为党员学生干部，严格自律，宣泄不足，压力与日俱增。原来她的月经不调与情怀不畅有关！我的用方思路做了大调整，使用了擅长调神解郁的柴胡加龙骨牡蛎汤，并加枳壳、厚朴以理气除胀，加川芎以活血。此方服用半月后，先是白带增多，继而月经来潮。此后，原方续服，观察4个月后，月经按月来潮，人变瘦了，神情也活泼许多。

柴胡加龙骨牡蛎汤也可调经，这是我从L女生调经案中获得的心得。

2010-10-31

回阳救逆于奥克斯堡

可能是旅途疲劳，再加上饮食不周，一直上腹部不适的妻子在德国奥克斯堡市突发虚脱，大便色黑如柏油。其时我们正在迪特曼先生的诊所，见状赶忙将她扶到床上躺下。她浑身冷汗，面色苍白，唇色暗淡，脉象模糊，一派亡阳危象。几位在场的针灸师见状，问我是否叫急救车去医院？我说：先用附子理中汤看看！还要加肉桂粉！多加糖！迪特曼先生迅速配好递过来，那是日本津村制药的成方颗粒。我用汤匙徐徐喂下，并用热水袋热敷脐腹部。不久，她唇有红色，脉起有神。傍晚，继续行程去慕尼黑。在宾馆休息两天后，大便转黄，精神也大好，只是登高时气短，这是贫血的缘故。如此重症，竟然未住院救治，究其原因：一是其体质尚可，韧性较好；二是用药对证，经方效佳。事后，目睹全过程的迪特曼医生等，无不心有余悸。他们说，这个案例将终生难忘！

附子理中汤治疗的上消化道出血，属于虚寒出血，其人多舌淡脉弱，出血紫黑。配肉桂，是因为其心悸、冷汗；加糖，可补中气。为何不用三黄泻心汤？大黄、黄连、黄芩适用者，必内有郁热，面色当红，脉象当滑数。同为出血，用药可截然不同，完全是体质寒热有别的缘故。不见人诊脉，是断不能贸然用方的！

出血过后，患者需要服流质或半流质食物，糜粥最佳，还要补充盐分。凑巧的是，热爱中国饮食文化的迈克先生带有自己熬好的早餐大麦糜粥一大碗，他还带来了佐餐小菜广东阳江豆豉！妻子吃

得津津有味，全身舒适。食用此等食物，犹如挂上了糖盐水，外加
B族维生素和氨基酸！这几天，口淡的她，吃咸鱼、猪肝、香肠也
感到特别可口。现在，她已经康复如初了。

2010-11-30

牙周脓肿与甘草麻黄汤

上周，我的牙周脓肿又发作了，连续两天服用附子理中丸。上周三开始，右边的下磨牙龈漫肿无头，疼痛绵绵遍及左侧头部，牙齿浮出，说话不小心咬到，便痛得钻心，右腮肿，本来不白的脸皮变得暗红。周四晚上又逢喜事，喝点茅台酒，回家便更觉疲惫。我冲了点葛根汤颗粒便上床睡觉，但右侧面部无法着枕，两小时后身上依然滴汗全无。我想这不行，必须发汗！便起身，抓生麻黄一把，生甘草一撮，放铁锅内，嘱咐家人翻炒几下，然后放水煎煮数沸后递我。药液麻、涩嘴，我只喝两口。因牙痛齿浮，晚饭没吃啥，又进食热粥一碗，便盖被躺下。不久，心率加快，心搏颇强，脉约近百，迷迷糊糊睡去。至半夜，浑身出汗如水，衣被尽湿，但让我高兴的是，牙痛也大好，只是无睡意，直到凌晨方小睡片刻。晨起精神好，但见右腮肿依然，不过讲话和吃饭已经无大碍。去北京开会和在海口讲课均顺利。

我用的是中医外科的温散法，方是经方甘草麻黄汤。甘草麻黄汤方载《金匮要略》，药仅麻黄、甘草两味，治疗浮肿无汗者。后世用麻黄、甘草，炒至微黄，研为细末，每服三钱，用水盅半，锅内滚一大沸，温服后盖被，不使透风，汗出为度。可治疗诸风寒感冒头痛、疔疮初起、风痹不仁、手足麻木、皮肤癣等。因起效甚捷，方名走马通圣汤。牙周脓肿，在我身上是属于阴疽之类，用清热泻火往往无效。我服用过黄连上清丸，腹痛便溏，人反而不舒服；用附子理中丸则腹内温暖，全身舒服。不过，牙周脓肿光温中不够，还需要温散，麻黄不可少。甘草麻黄汤发汗甚灵，我的亲身试验可以见得。发汗是现象，温散是实质；发汗的背后，有全身机能的振奋，有头面部血液循环的加速，这些都有利于深部感染的控制和吸收。外科著名的治疗阴疽的阳和汤，就是这种思路。

2010-12-13

大承气汤的笑容

昨天那位不完全性肠梗阻的老者来复诊了。他满面笑容，说服用那4味药的方子以后，这几天来大便畅行，绷紧的腹部松软了，可以俯身下腰了，而且胃口陡增，吃饭特别香甜。他因便秘求诊于数家医院，也服用过好几张中药方，有养阴润肠，有活血化瘀，有理气导滞，药物大多十数味，但效果平平；而这方很灵验。他说，这方便宜，5剂药仅仅20多元。我笑着说：这是老百姓吃得起的中药方！

这方是经方大承气汤。处方：生大黄15g，芒硝6g，枳壳30g，厚朴20g。水煎，日分两次服用。此方功专力宏，擅长峻下热结，通腑导滞，治疗"痞、满、燥、实"之症。痞，是上腹部不适无法进食；满，是腹部形如覆瓦，气胀如鼓；燥，是大便干燥难解，甚至坚硬如石，也指舌苔干焦无津；实，是指大便秘结，数日不解，也是腹部按之硬，犹如充满气的轮胎，甚至拒按疼痛。这种证候，多出现在许多危急重症之中，如严重感染、重大创伤，大手术后以及某些严重疾病后期常并发多系统器官功能衰竭，也有急腹症常见的肠梗阻。

肠梗阻的痛、胀、呕、闭四大特点与大承气汤证极为相似。而根据报道，大承气汤对粘连型肠梗阻、蛔虫性肠梗阻、粪石性肠梗阻、动力型肠梗阻及腹腔结核性肠梗阻的疗效为佳。中国工程院院士吴咸中教授对此最有经验，他带领天津中西医结合研究所的同事将大承气汤及其加减方（大承气汤加桃仁、赤芍、莱菔子）用于急腹症的治疗，从1985年到2000年间共治疗急性肠梗阻1484例，非手术治疗成功率达80.8%，病死率2.7%。他的经验让人振奋。我就是学他的经验，才敢用于这位饱受便秘之苦的老人。

不过，老人说此药难喝，进肚后不舒服，想吐。原来，每次他要喝一大碗，服用量过大了。我说喝150mL就可以了；他说没关系，汤药灌满肠，效果才好。老人笑了，我也很开心。

2011-03-06

不可思议的黄芪桂枝五物汤

今天孙老来我办公室复诊，他告诉我，自从服用汤药以后，体温一直正常，3个月来，从未出现那恼人的高热。孙老今年已经年近90高龄，虽然有糖尿病、帕金森、房颤、前列腺肥大等病，但脑子不糊涂，身板还硬朗。但是，去年春天开始，竟然不明原因发高热，发作时寒战，继则汗出而退，几乎每月一发，连续住院多次。医院先前查不出原因，后来血培养诊断是菌血症，使用了不少抗生素，有效，但好好坏坏，医院也拿他没有办法，最后建议请中医调理。去年冬天他来诊时，手抖、腿颤，舌苔厚干，舌质暗淡，下肢浮肿，脉缓，时有歇止，确实是元气大伤。我用的是经方黄芪桂枝五物汤加葛根：生黄芪60g，桂枝10g，肉桂10g，赤芍10g，白芍10g，葛根60g，干姜10g，红枣20g。水煎，每剂服用2～3天。老人服药很认真，坚持服药近3个月。望着老人欢快的神情，我也很高兴。当我为他诊脉时，老人又告诉我，他本来非常严重的灰指甲也没有了。他骄傲地伸出十个指头，指甲居然红润完好。效果真是不可思议！

黄芪桂枝五物汤是古代血痹病的专方，主治以肢体麻木、自汗而浮肿为特征的慢性疾病。我经常用此方治疗身体臃肿龙钟的老年人的心脑血管疾病和糖尿病，其身体特征是面色黄暗或暗红，舌质多淡红或淡胖，或紫暗，肌肉松弛，皮肤缺乏弹性，腹部按之松软，下肢多有浮肿；食欲虽好，但容易疲乏、头晕、气短，尤其是在运动时更感力不从心，甚至出现胸闷胸痛，或头晕眼花。此方服用后大多患者气力增进，浮肿消退。所以，我将黄芪桂枝五物汤看作一种调体方。孙老恼人的发热，应该与其年老体质下降有关，黄芪桂枝五物汤不是退热方，也不识血中的细菌为何物，更不知灰指甲是真菌作祟，但此方能够增强体质，是治本方。难怪孙老服用此方以后，许多症状消失了。他还告诉我，现在每天能写字半小时，手抖也大大好转了。

治病必求其本，这是古训。本在哪？对慢性病来说，本在体质。黄芪桂枝五物汤，效果不可思议，取效道理其实非常简单。

2011-03-09

麻黄止震颤

昨天我回老家，那位脑外伤导致半身不遂的 T 姓中年男子竟然走来了，虽然身体有些歪斜，但毕竟能够独自行走了，而且，头、手的震颤也大大减轻，几乎看不出来了，并能用比较清晰的语言与我交谈。记得去年秋天他来诊时，是坐轮椅来的，左半身不能动弹，左眼睑下垂，头手不停地、大幅度地震颤；无法讲话，只是发出几个模糊的音节。他是个非常壮实的汉子，一次惨烈的车祸导致颅内出血，昏迷不醒，手术后命保住了，但左半身偏瘫。他妻子告诉我，大便干结难解，喉咙里痰液很多。我用的是大柴胡汤加黄连 5g，全瓜蒌 30g，生麻黄 10g，同时服用我的验方止痉散（半夏、天麻、全蝎、蜈蚣）。去年来复诊过两三次，我的处方几乎没变，病人恢复得很快，到去年年底已经能移步。

大柴胡汤加黄连，可以看作大柴胡汤与三黄泻心汤的合方，能用于治疗高血压和颅内出血，特别适用于那些肩宽颈短、头大、脸红油光的体型；如再加瓜蒌，那又可以看作合上了治疗胸痛、便秘、痰多的小陷胸汤。止痉散可以治疗各种抽动震颤的疾病。

以上的经验并不稀奇，本案值得关注的是用生麻黄。为何加麻黄？是为定痉止颤。我曾用麻黄附子细辛汤送服止痉散治愈一例高中生顽固的抽动症，因用温胆汤、柴胡加龙骨牡蛎汤等无效，遂反治之，用能让人震颤的麻黄入剂，不料幸中！后来，我又将麻黄配入温胆汤或柴胡加龙骨牡蛎汤等方中，用于帕金森综合征等，发现也有近期止颤疗效。昨天这个案例提示，麻黄合止痉散以及大柴胡汤等对颅脑损伤导致的震颤可能也有效。

但是，这还仅仅是假说，仅仅是经验，还需要进一步验证。我的经验，麻黄用于止颤，关键要看体型。我用麻黄有效的病例，大多是那些体格壮实、熊腰虎背的体型，其皮肤粗糙，平时不易出汗者，或者面黄或暗红者，或嗜睡、身困浮肿者。如果体格瘦弱者、皮肤白皙湿润细腻者，麻黄使用还要小心。

2011-03-21

认识猪苓汤

上周门诊上来了一位精神抖擞的老妇人，如果不自我介绍，我还真认不出来了。她是上个月我去宜兴出诊时，被人从病房里用床推出来的那位膀胱占位术后一周的患者。那时，她脸色憔悴，小便出血，入夜汗出湿衣。我用的是猪苓汤加栀子、甘草。老人高兴地告诉我，服药后很快血止、汗收，睡眠好了，酸软的两下肢也有了力气。她说是我救了她。其实不是我，是经方救了她。

猪苓汤治淋，是张仲景的经验。所谓淋，就是以尿频、尿急、尿痛为特征的一类病证，并伴有尿血、口渴、浮肿、失眠等症状。现在常见的泌尿道感染和结石等，大多属于古代淋病的范畴。膀胱术后的尿血、盆腔肿瘤放疗后的膀胱炎、肠炎等，女性的盆腔炎导致的带下淋漓、小便热痛，也能用猪苓汤。

猪苓汤的组成很简单，五味药，猪苓、茯苓、泽泻、滑石、阿胶，用量不大，各用1两。水煎，每日3次口服。此药我尝过，挺香，有点像咖啡加牛奶的感觉；效果也挺好，能很快消除尿路刺激症状。临床上多用原方，也可以加味。比如心烦舌红者，加栀子；小便涩赤疼痛，加生甘草；有脚癣、黄带，加黄柏、栀子、甘草；如腹痛窘迫，加四逆散。刚学医时，治疗尿路感染，总是想到抑菌消炎，少不了清热利湿的草药；对猪苓汤，就充满了怀疑，因为其中的药物根本就没有体外抑菌功效。

我认识猪苓汤，是10多年前的同事李国鼎教授的介绍。他临床常用猪苓汤治疗尿路感染，不过，他不用阿胶，代之以止血的墨旱莲。后来，我也试用，果然有效。这才破了多年的思维定式。所以学用经方，除了细读原文，勤于临床外，还要广搜博采他人的经验，以启发思路，以增加见识。"他山之石，可以攻玉"，古人这句话，说得有理啊！

2011-04-30

栀子厚朴汤合方治顽固性便秘

来自苏州的 Z 姑娘昨天来复诊了，这次的脸色红润，明亮的眼睛洋溢着喜悦。她兴奋地告诉我，服药以后每天能正常排便了！

她便秘多年，这一年来更加严重，必须服用大量泻药；经常腹胀、反流，而且每夜尿意频急，严重影响睡眠。她为此辞去了工作。4月中旬来诊时，眼圈发黑，情绪低落。我先用柴胡加龙骨牡蛎汤合栀子厚朴汤加连翘、麻黄，无效；又用大柴胡汤合栀子厚朴汤，依然无效；5月中旬三诊，我仍然用柴胡加龙骨牡蛎汤和栀子厚朴汤，不过服法变化，采用临睡前服用栀子厚朴汤加连翘：栀子 20g，厚朴 20g，枳壳 20g，连翘 60g；起床后服用柴胡加龙骨牡蛎汤：柴胡 15g，黄芩 5g，姜半夏 15g，党参 10g，桂枝 12g，茯苓 15g，制大黄 10g，龙骨 15g，牡蛎 15g，干姜 10g，红枣 20g。以上两方每剂药均分两天服用。

柴胡加龙骨牡蛎汤也是治疗便秘的好方，但必须有神情抑郁以及失眠者，其人多表情淡漠。方中大黄、柴胡，能推陈致新（《本经》），都有通便功效。这里要重点说一下栀子厚朴汤。栀子厚朴汤见于《伤寒论》，治疗"伤寒下后，心烦腹满，卧起不安者"。心烦，是焦虑，是抑郁，就是睡眠障碍；腹满，是腹胀，是多气，是不欲食或食之无味，是便秘或欲便不能；卧起不安，是提示心烦、腹满的程度。栀子厚朴汤能抗焦虑，除胀满，能助眠。当年读叶天士《临证指南医案》，见其用栀子、豆豉等治疗便秘，一直不得其解，后来临床一多，发现许多便秘患者多有心烦、胸闷、失眠等，而此正是栀子证的心中懊、胸中窒，而随着睡眠状况的好转，大便也随之而畅。连翘功效与栀子相近，《本经》说主"结热"，《药性论》说"除心家客热"；温病家治疗温邪入里，发热神昏，用连翘配犀角等，方如《温病条辨》清宫汤。连翘是疮家圣药，古代疡医用连翘治疗疮家睡卧不宁，方如《证治准绳》清心汤。我用连翘配栀子厚朴汤，除烦更胜原方，大剂量使用还能通便。

两方分服也是本案例的亮点。晚服栀子厚朴汤，早服柴胡加龙骨牡蛎汤的试用，基于两点考虑：一是古方加味合方应慎重，按原方煎煮是否更有效？二是栀子厚朴汤除烦，是否夜服利于睡眠？柴胡加龙骨牡蛎汤解郁，是否晨服可让白天神清气爽？效果还不错，Z姑娘服药后夜尿次数顿减，睡眠一好，白天情绪自然愉悦，气机畅达，大便自然顺解。

2011-06-01

小建中汤与先天性结肠黑斑息肉

那个患有先天性结肠黑斑息肉的小姑娘来复诊了。时隔 2 个月，姑娘的气色红润了许多，精神状况也非常好；更让我高兴的是，自从服用中药以后，她没有再发腹痛，当然再没有动过手术。

4 月 19 日，门诊上来了个面黄肌瘦的小姑娘，12 岁，身高 155cm，体重只有 27kg；但机灵的大眼睛很有神采。她 2005 年出现剧烈的腹痛，被诊断为先天性肠道黑斑息肉引起的肠套叠，先后 5 次手术，特别是这几个月，发作频繁，已经 2 次手术。对于屡发的腹痛，西医已经无奈，建议找中医调理。姑娘消瘦，但皮肤细腻，口唇上布满了黑色的斑点，舌苔厚。

我先用桂枝加芍药汤加枳壳，药后得便，为酱色，腹痛未作。她诉说汤药很苦，睡眠不好，我便改为小建中汤，加生麦芽，并嘱咐网上购买饴糖，每次冲服。这次来，孩子精神好多了，而且说药味甘甜，喜欢吃。

先天性肠道黑斑息肉，又名多发性消化道息肉综合征、Peutz-Jegher 综合征、色素沉着息肉综合征，以黏膜皮肤色素沉着和胃肠多发性息肉为特征。本病系遗传性疾病，其遗传方式为常染色体显性遗传，可隔代遗传。据报道，家族中发病率约为 36%，多为双亲与子女同胞间同时发病，且大多为儿童或青年发病，亦有在老年时才发现。临床多见黏膜、皮肤黑色素沉着，并便血、腹痛，或腹痛合并便血。腹痛常见原因是并发了肠套叠。结肠镜下可见胃肠道有多发性息肉，可形成团聚的肿块，质软，呈红色或紫色斑点；组织活检为错构瘤表现。本病好发部位依次为空肠、回肠、结肠、胃，息肉数目多少不一，大小不等，多者可达数百枚，大者直径可达3～4cm。约5%病人仅有肠息肉而无色素沉着。

这位姑娘的病，我是第一次遇到，但这种体质的调理，我却有经验，只要是体型消瘦，舌苔薄白，大便干结，或喜食甜食者，我经常用小建中汤。小建中汤是桂枝汤倍用芍药，加饴糖，这是一首经典的理虚方，强壮性解痉止痛剂，张仲景用来治疗"腹中急痛"。所谓的急痛，就是一种阵发性的痉挛性绞痛。同时，张仲景也将小建中汤作为治疗虚劳病的专方，虚就是瘦，劳就是乏力。虚劳病，是一种让人消瘦无力的慢性疾病。小建中汤的口味甘甜，适用于常服久服；服用本方后的效果，是体质改善，体重增加，疼痛缓解或消失。所以，小建中汤很受孩子们的欢迎。我曾用此方治疗小儿的巨结肠病、小儿厌食、小儿习惯性便秘、小儿上消化道溃疡、小儿遗尿等。我用小建中汤，不是针对孩子局部的病变，而是调理孩子的综合体质；服用本方后，孩子胖了，肚子不痛了，食欲增加了，睡眠改善了，那些所谓的"疾病"往往也销声匿迹了。

用小建中汤，方中两味药要说一下。一是芍药，以白芍为宜。传统用药习惯，白芍解痉止痛，适用于痉挛性的疼痛、便秘等。其用量一定要大于桂枝。二是饴糖，属麦芽糖类，是古代的重要营养剂，是本方不可缺少的药物。临证使用时若无法取得，可用红糖或蜂蜜替代，再加麦芽。但是，总不如用饴糖好。

2011-06-12

两张止汗的桂枝汤加味方

　　L女士，年近五十，多汗3年，夜里出汗，衣被俱湿，屡进补气养阴、固表补肾之剂无效，几近绝望。其人肤白憔悴，气定神闲；诉说不仅汗量甚大，而且怕风，汗后更甚，并有多梦，腰痛，左腹部有拘急感，犹如有一硬物顶着；按脉沉缓无力，察舌质淡红。我用桂枝加附子汤合桂枝加龙骨牡蛎汤：桂枝20g，白芍20g，生甘草5g，制附子15g，龙骨15g，牡蛎15g，干姜10g，红枣30g。用药不过两周，顽疾竟愈。

　　桂枝汤是治疗自汗的好方。前人有无汗不得用桂枝的说法。柯韵伯先生也曾说过，桂枝汤主治虽多，"惟以脉弱自汗为主耳"。脉弱，就是脉空大，或浮而无力，或缓，或迟。而脉弱之人，也往往消瘦、心悸，且多汗，舌多暗淡，面色多憔悴。自汗，即自动出汗，无论白昼黑夜，周身毛孔洞开，汗漏不止；其人也多皮肤湿冷、遇风更冷。桂枝汤对服用发汗药的汗漏不止，或产后多汗，或运动过量的多汗，或极度疲劳以及饥饿导致的多汗，都可以使用。

　　用桂枝汤多有加味，桂枝加附子汤与桂枝加龙骨牡蛎汤两方均是桂枝汤加味方。桂枝加附子汤治疗"发汗遂漏不止"者，桂枝加龙骨牡蛎汤则治疗"惊狂""失精""梦交"而汗出者。前者所治的汗，是冷汗，汗量大，并有怕冷恶风、骨节疼痛等；后者所治疗的汗，是惊汗，汗出与惊恐不安、多梦、脱发等相伴。两方可以单独使用，也可以联合使用。比如更年期妇女的多汗，用此两方多有疗效。

　　此方很便宜。患者复诊时说：那天见 10 剂药才 50 多元，心中顿起疑惑。因为 3 年来已耗资 2 万余，如此便宜的药方能治好我的病吗？但是，事实让她激动不已，这才是真正治病的好方！

2011-06-14

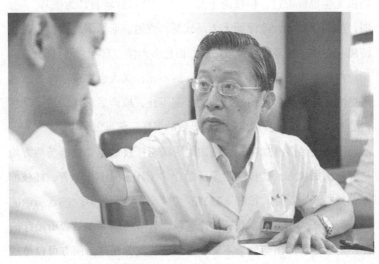

门诊（2017 年 7 月于南京中医药大学第一附属医院名医堂）

五苓散保肝

某先生，刚过而立之年，但已腹部微凸。他今年5月31日来诊，主诉去年6月至今，两度出现肝功能损害，谷丙转氨酶达777U/L，谷草转氨酶226U/L，谷氨酰转肽酶171U/L，总蛋白83.3g/L（5月23日化验结果）。我用经方五苓散：白术100g，茯苓100g，猪苓100g，泽泻100g，肉桂50g，研为细末，嘱每日口服5～10g。7月5日复诊，喜告昨天化验肝功能，除总蛋白稍高以外，其余指标均恢复正常。

患者何以导致肝损害？患者否认肝炎病史，但以前有脂肪肝，而且，在出现肝功能异常前曾经服用过较长时间的深海鱼油胶囊。这不能排除脂肪肝加上深海鱼油为肝损因素。而此案又一次提示五苓散对脂肪肝及其肝损害有治疗作用。

五苓散是古代治疗水逆病的专方。所谓水逆病，是一种以口渴而不能多饮水，进水即吐，并伴有浮肿、小便不利、水泻、多汗等的病证。后世五苓散被用于治疗各种水液潴留体内的疾病，比如肝硬化腹水、特发性水肿、梅尼埃综合征、夏秋季腹泻、抗生素腹泻等。此外，痛风、脂肪肝、单纯性肥胖、脑垂体瘤、尿崩症等内分泌疾病也有使用本方的机会。本案之所以用五苓散，就是以脂肪肝、肥胖为依据的。

某先生在叙述服药后的反应时，提到每日腹泻，并有鲜血，原本静止的中耳炎也复发，出现耳内流水。五苓散导致腹泻，这不是第一例。本来治疗腹泻的五苓散，为何导致腹泻？这可能与本方调动了机体的自身排毒祛湿能力有关。按传统的认识，本方能通阳利湿。耳内流水，也可以用这种理论来解释。

服用五苓散后，按照张仲景的说法，要喝热水，让周身微微汗出，这样效果才能充分发挥；同时，饮食要清淡，少喝浓汤油腻。另外，我特别嘱咐患者，要戒酒或少饮酒，如果在无法避免的应酬以后，要马上服用一些五苓散粉剂，这有利于解酒毒保肝。

当今的中国，脂肪肝以及高脂血症的患者比比皆是，一些西药降脂药不仅价格昂贵而且极易导致肝功能损害，而我国传统的配方五苓散，不仅安全有效，而且价格低廉，是我国广大老百姓吃得起、用得上的保肝良方。遗憾的是，五苓散没有市售成药，只能让药店代为加工。但这也好，有的时候，根据患者体质，适当调整用量或加味，效果似乎更好些。

2011-07-09

桂枝汤与鼻前庭炎

前不久有位患慢性鼻前庭炎的患者来复诊，欣喜地告诉我，鼻子疼痛已经明显好转，对冷空气也不那么敏感了。他说你开的方子真有效！

患者是个 61 岁的男子，瘦弱，面庞清癯，有些憔悴。他患鼻疼痛、怕风流涕已经多年，专科治疗效果不好，局部检查经常鼻甲充血。他说特别怕冷、怕风，而且有心动过缓和十二指肠溃疡的旧病。当时脉象每分钟仅 54 次。我给他用了桂枝汤：桂枝 20g，白芍 20g，生甘草 10g，干姜 10g，红枣 30g。水煎，每天 1 剂，分两次温服。10 天后复诊，效果居然不错。他的脸色红润多了，而且精神颇佳；鼻甲也变成粉红色。他说唇口有点麻，肩背不适。于是，我原方加生黄芪 20g，嘱其隔日 1 剂，继续调理。

桂枝汤不是鼻病专方，之所以能治疗慢性鼻前庭炎，是因为桂枝汤能够调整体质。患者消瘦而且疲倦，面色无华，是虚体，什么虚？是表虚，是营卫不和，是肺脾两虚，是阳气不足……解释不一，但用方则同，那就是桂枝汤。桂枝汤是一种古代的理虚方、强壮方，对出现体瘦、面白无华、自汗、怕风、脉弱脉缓者最为有效。这种虚体的自汗、皮肤痒、溃疡、腹痛、心悸、不欲食等，均可用桂枝汤治疗。我曾经用桂枝汤治疗产后的咳嗽不止，治疗术后的自汗发热，治疗白面书生的痤疮，治疗老人皮肤溃疡难愈……疾病不同，但人同，大多是那些白瘦无华，唇色暗淡者。换句话说，桂枝汤不是治病的，而是调体治人的。所以，桂枝汤的服法很有讲究，一般需要热服，服后应该喝碗热腾腾的糜粥，还要温覆取汗。饮食上不能吞冰饮冷，避免食用那些不易消化的、油腻的、腥臭的食品。这样做的目的，就是要振奋机体的阳气，达到托邪外出的效果。这种思路，是中国人生活经验的总结，更是一种东方的医疗智慧。

2011-07-22

过敏性紫癜与小建中汤

最近接诊 1 例儿童过敏性紫癜，我用小建中汤治疗，近期效果不错。

患儿是个漂亮可爱的小女孩，皮肤嫩白，犹如瓷瓶，眼睛大而明亮，嘴唇红。7 月 5 日初诊时，臀部至两足踝满布紫癜。家长说，孩子是一个多月前出现关节痛和紫癜的，为此还住院治疗，用过激素，喝过中药，但依然经常发作；发作时必然腹痛，大便干结呈颗粒状，容易出汗。处方：桂枝 10g，白芍 20g，生甘草 5g，干姜 5g，红枣 30g，生麦芽 20g，麦芽糖两大汤匙冲服。7 剂。12 日复诊：药后紫癜未新发，原有紫癜颜色变淡。患儿说这药是甜的，像巧克力。一周后再诊，有少量复发，但颜色很浅。

过敏性紫癜是一种较常见的微血管变态反应性出血性疾病。病因有感染、食物过敏、药物过敏、花粉、昆虫咬伤等所致的过敏等，但过敏原因往往难以确定。儿童及青少年较多见。临床表现为皮肤瘀点，多出现于下肢关节周围及臀部，紫癜呈对称分布、分批出现、大小不等、颜色深浅不一，可融合成片，一般在数日内逐渐消退，但可反复发作。有的病人有胃肠道症状，如腹部阵发性绞痛或持续性钝痛等；有的有关节疼痛，或有蛋白尿、血尿等。此病很难治。

这几年我治疗过一些过敏性紫癜患者，但没有固定专方。有用八味除烦汤的，有用小柴胡汤类方的，还有用过黄连解毒汤的，而这个孩子用的是小建中汤，基本是对体质状态用药，病情控制较好。

现在专科常用大量的凉血止血药，甚至水牛角、生地等，但效果也不太明显，或是上激素，但副作用又来了。我想，思路是否可以转换一下，局部的出血其实不过是一个症状而已，调整机体、因人施方才是治本上策。

2011-07-22

桂枝茯苓丸治疗肺病

人但知桂枝茯苓丸是妇科方，却不晓其也是内科良方，用于肺病颇佳。

前不久在江阴诊治一老人，患慢性阻塞性肺气肿，1个月数发，必住院输液、吸氧，稍能稳定。其人身板硬朗，但面红如酒后，谈话中气喘吁吁。断为肺循环不佳，用桂枝茯苓丸加川芎、丹参。一个月后复诊，喜告咳喘大平，未再住院。老人满心欢喜。

桂枝茯苓丸治疗肺病的案例不少。一安徽老者，有糖尿病，咳嗽痰血暗红已数月，排除肺占位，面暗红，舌底静脉迂曲。用桂枝茯苓丸加怀牛膝、大黄，其血不久便止。

一中年男子，右胸刺痛数月，检查发现右肺上有阴影，被诊断为右上肺陈旧性肺结核，右下肺局限性纤维化伴有肺部感染。其人面部灰暗，眼圈发黑，唇舌暗红，舌下静脉瘀紫；有心脏搭桥手术史。给服桂枝茯苓丸加川芎、丹参、当归，半月后胸痛大减，续用半月，胸闷痛消失，脸色红润。

还有一位慢性血栓栓塞性肺动脉高压（CTEPH）的患者，两目暗黑如熊猫，嘴唇紫暗，心悸，动辄气喘，甚则晕厥。方用桂枝茯苓丸加甘草、川芎，其中桂枝20g，肉桂10g；另口服大黄䗪虫丸。一个月后复诊，其脸色由青色转红润，精神明显好转，心慌消失，腹中痞胀减轻；凝血酶原时间由原来8月22日查的41秒减少为18.2秒（正常为11～14秒）。至于用桂枝茯苓丸合大柴胡汤治疗支气管哮喘，我已经多次提及，在此不再赘述。

根据我的经验，桂枝茯苓丸是治疗肺病的又一良方。一是平喘。这种喘，不是中医人常说的风寒束表的肺气郁闭，也不是肾不纳气的虚喘，而是一种瘀血喘。二是治胸痛。这种痛，非痰热结胸，也非寒实结胸，而是瘀血在胸膈。所谓瘀血，用现代的话来说，就是肺循环障碍。这种状态的识别，主要看面色和舌象，其特征是面红如酒后，紫红或潮红，唇舌紫暗，舌底静脉迂曲充盈显见。有的患者可以出现眼圈发黑、面部皮肤毛孔粗大，以及下肢皮肤干燥脱屑，或浮肿，或足冷如冰。这种状态，前人常称之为"戴阳"，大多需要用肉桂以引火归原。其实，这就是一种桂枝证，特别是桂枝茯苓丸证。桂枝茯苓丸服用后可以平喘，同时可以改善睡眠、通便、利腰膝等。其原理就是活血化瘀，改善肺循环，从而改善心肺功能。

2011-10-30

细说黄连汤

一个月不见，那位憔悴的老李脸色红润了，体重也有上升。他是 7 月 16 日初诊的。他今年 58 岁，患慢性腹泻 30 年。4 年来上腹部经常胀痛，胃镜诊断为胆汁反流性胃炎；食欲不振，持续消瘦。身高 175cm，体重仅 55kg。我给他的处方是经方黄连汤：黄连 3g，肉桂 10g，党参 10g，姜半夏 15g，干姜 10g，生甘草 5g，红枣 20g。每天 1 剂，昼三夜一，分 4 次服用。老李告诉我，该方服后 1 周，腹痛、腹胀的症状就明显好转；服用一个月不到，恼人的胃病几乎消失。对中药的疗效，老李非常满意，连说这是好方。

老李仅仅是我用黄连汤治愈的案例之一。我曾用此方治愈反复发作的腹痛、糖尿病导致的胃轻瘫，还用于治疗胃肠型感冒发热不退、心肌炎等。有关黄连汤的报道也不少。在日本，此方用于解醉酒。经方论坛上还有人介绍将此方预先煎成真空包装汤剂，当作成药出售，用于春节期间的消化不良，卖得很抢手。

黄连汤首载《伤寒论》："伤寒，胸中有热，胃中有邪气，腹中痛，欲呕吐者，黄连汤主之。"其方为黄连三两，桂枝三两，干姜三两，甘草三两，人参二两，半夏半升，大枣十二枚，上七味，以水一斗，煮取六升，去滓，温服，昼三夜二。经典方证言简意赅。"胸中有热"，非指胸内发热，而是说患者多有烦躁、失眠、心悸等。再说"胃中有邪气"，胃中，多指心下，是上腹部；气，多为动的意思；所谓邪气，是指不正非常之反射或动作，如胃内撩扰不适，或呕吐，或胃中撑胀攻冲，或肠鸣如水声。"腹中痛"，多指脐周或脐下疼痛，或如窒如胀，或如坠如结，或冷痛，或冲逆而痛。

从临床应用来看，黄连汤适用的病证，或为腹中痛，或为呕吐，或为心悸，或为不眠等。但其人必定消瘦，肤色暗，唇舌多暗紫而淡，舌苔多白；其腹部多扁平，腹肌菲薄而缺乏弹性；其脉多弱，或有心悸、自汗等。这种人就是我所说的桂枝体质。黄连汤证就是桂枝体质患有黄连病。所谓的黄连病，就是心中烦，就是不得卧，就是心下痞，就是下利。

黄连汤中的桂枝，以肉桂为佳。肉桂气味浓烈，擅长治疗腹中冷痛以及心悸、不寐等，正是黄连汤的主治之症。如桂量需大至15g以上者，人多畏之，药房也或有微词，不妨肉桂、桂枝同用，药效也可。黄连汤中的人参，一般用党参；但瘦弱不食者，也可以用生晒、吉林参，如党参就嫌力薄了。方中黄连、肉桂，是全方之根。肉桂辛以通阳散寒，黄连苦以清热除烦，这是前人所谓苦辛配伍法，说能交通心肾，治疗失眠、心悸，是交泰丸的主药。入汤剂，连、桂两者药量的比例，原本是一比一，但也可适当调整。如不欲食而舌淡红者，桂大于连；如心烦而脉滑者，连大于桂。

黄连汤与半夏泻心汤仅仅是一味药的出入，但方证有差异。半夏泻心汤有黄芩无桂，其人多内有伏热，唇舌多红，心下多痞，是黄芩证明显；本方有肉桂无芩，其人多有阳郁冲逆证，唇舌暗淡，多有心中悸而腹中痛，是桂枝证明显。关于本方服法，古法为一日五服，昼三夜二。为何如此？可能与呕吐不能进食，不可大量服用药液有关。所以，黄连汤当少量频服。还需要强调，黄连汤不宜乱加减。前面的李先生，药后颇为舒适，后请一医生转方，虽也用黄连、肉桂、干姜、甘草、党参等，但加进黄芩、瓦楞子、蒲公英、旋覆花、木香、神曲、鸡内金、莱菔子、枳壳等药，服后不但无效，汤液也难以入口。经方精妙如此。

2011-10-30

惋惜乔布斯

乔布斯去世了。去年 2 月，我从学生那里看到了他瘦削的照片，今年从网上也看到了他形容枯槁的形象，感到非常惋惜。当时，我不知道他患了何种疾病，也不知道他接受了何等痛苦的疗法。直到今天，我才从网上得知他患的是非常凶险的胰腺癌，而且是胰岛细胞癌。他不仅做过根治术，而且还因肝功能衰竭而做过肝移植。同时，他信奉过佛教，也有过素食疗癌的经历。但是，他还是悲壮地走了……

我曾经就着乔布斯瘦弱的照片，与学生们讨论过他的调理问题。根据经方的视角，乔布斯的病，属于古代的虚劳病。虚，就是瘦弱，就是不足；劳，就是疲劳，就是乏力。乔布斯本来是圆脸，也有肚腩，但是 2004 年时的他，就开始消瘦了；而 2007 年的时候，不仅消瘦，而且面容憔悴苍白；今年的他，骨瘦如柴，牛仔裤竟然那样松垮……他，需要服用人参，或炙甘草汤，或薯蓣丸。人参，是可以延长寿命的，特别当人体气液不足，大肉已脱的情况下，这是首选的药物。可以单独煮汤代茶，可以入复方。炙甘草汤与薯蓣丸，都是含有人参的配方，都是古代用于治疗虚劳的有效验方。炙甘草汤对于贫血而大便干结、食欲尚好的人比较适宜，而薯蓣丸对于消瘦、轻度贫血、食欲不佳，大便不成形、轻度浮肿的人比较合适。这两方的效果，不是看癌细胞是否消失，肿块是否缩小，而是看患者的食欲能否恢复，体重能否止跌回升，我只管患者能否胖起来。

脂肪是抗病的本钱。《素问·玉机真脏论》："大骨枯槁，大肉陷下，胸中气满，喘息不便，其气动形，期六月死。"当今年乔布斯的牛仔裤已经松垮的时候，他已经处在生命的最后时期。这时，不能再次手术，必须留人为先，治病暂缓。留人治病，是一种策略，更是一种智慧。

其实，我并不了解乔布斯病情以及治病的真相，我也无意于当事后诸葛，我只是就乔布斯的去世，谈一些治疗癌症的思路。我喜欢使用 iphone4 苹果手机，喜欢改变世界的创业英雄，更惋惜乔布斯的英年早逝。如果他能够有机会服用薯蓣丸，有机会服用炙甘草汤，哪怕服用一些人参制剂，可能英雄的生命还能延续一段日子。

2011-10-30

百试百效泻心汤

清代经方家陈修园说过："余治吐血，诸药不止者，用泻心汤百试百效。"

近治 1 例支气管扩张咯血，住院多天，吐血不止。就诊那天隔夜吐血盈盆，翌日翻身就见红。我予方：黄连 5g，黄芩 10g，生大黄 10g，嘱不必煎煮，用沸水泡 15 分钟即可服用，一天内服完。连服 3 天，血竟不吐，而且精神好转，胃口亦开。

又近日接诊肝硬化患者高先生，因门静脉高压，今夏两次黑便，但均自疗而速愈，服用之方就是泻心汤。其人面黄浮肿，去年门静脉内径已经达 1.6cm，我除用真武汤加味温阳利水软坚外，尚嘱咐家中备用泻心汤，以防不测。今年果然派上用场。

泻心汤首载《金匮要略》，原文："心气不足，吐血衄血，泻心汤主之。"这是一张经典止血方，对上消化道出血、气管出血、五官出血以及颅内出血等上部出血，均有疗效。下录两则名医医案：

案 1：酒客大吐狂血成盆，六脉洪数，面赤，三阳实为病，予大黄六钱，黄芩、黄连各三钱，一剂而止，二剂脉平。(《吴鞠通医案》)

案 2：一积年吐血患者，大抵每旬必一动。丙午秋大吐，吐已，则气息顿绝。迎众医救之，皆以为不可为也。于是家人环泣，谋丧事。先生适至，亦使视之。则似未定死者。因著绵鼻间，犹蠕蠕动。乃按其腹有微动，盖气未尽也。急做三黄泻心汤饮之。须臾腹中雷

鸣，下利数十行，即瘥。出入二十日所全复故。而后十余年未复发。（吉益东洞《建殊录》）

吴鞠通为我国清代江苏名医，吉益东洞为日本江户时代古方家，两地两人同用一泻心汤治疗吐血，而均有速效，则可见陈修园先生之言绝非虚语。经方神效如此，吾辈不可不怀敬畏之心而习用之，不可不以满腔热情而推广之。

2011-10-30

伤感的柴胡加龙骨牡蛎汤

前几天，那位服用摇头丸过量中毒脑损伤的东北患者来复诊了。病情大有好转，虽步态还不那么协调，但说话流利了许多，头摇、手颤消失，能使用手机和筷子；在我的要求下，他用笔一笔一画地写上了他的姓名。他脸上露出了欢笑。

6年前，这位涉世不深的青年误服摇头丸，中毒昏迷抢救1个月，曾8次病危通知。苏醒后，却无法正常走路和说话。今年6月13日来诊，我给他服用了柴胡加龙骨牡蛎汤。3个多月后，居然效果满意。

摇头丸是"冰毒"的一种衍生物，俗称蓝精灵，其化学名称为亚甲二氧基甲基苯丙胺。滥用这种毒品能麻痹和破坏人体神经系；严重中毒者可出现高烧不退，突发性高血压，自发性脑出血，横纹肌溶解症，急性或慢性精神病，记忆力减退，并经实验证实，可对脑细胞引发不可逆性损害；长期服用有引发帕金森症可能，有的可以导致猝死。这位患者的临床症状，就是大脑损伤、共济失调的表现。

柴胡加龙骨牡蛎汤是古代的脑病方，对许多精神神经心理疾病常有较好的疗效。我曾用于治疗抑郁症、癫痫、老年性痴呆、脑萎缩、帕金森症、精神分裂症、性功能低下等。其效果，一是改善睡眠，二是消除疲劳感，三是提高肌肉协调能力。其为何有此功效？实在说不出道理。只是使用本方，大多抓住"胸满""烦""惊""小便不利""谵语""一身尽重，不可转侧"等经典方证，临床也不必悉具，但见二三证即可。大抵以思维和精神障碍、心理抑郁、肌肉的僵硬痉挛为特征的慢性病证，均有使用柴胡加龙骨牡蛎汤的可能。柴胡加龙骨牡蛎汤药味不多而且平常，但如此配合，疗效非凡，临床每遇佳案，常让人对经方产生无限的崇敬之情；崇敬之余，就有一种淡淡的伤感，因为在偌大的中国中成药市场中，至今尚找不到柴胡加龙骨牡蛎汤的成药制剂！相关管理部门为何如此苛刻要求经方制剂，其理何在？

2011-10-30

黄连助眠

上个星期的一个早晨，刚打开手机，跳出的信息来自苏北的一个失眠患者。他说 9 月在您那里开了 7 剂中药，回来后吃 1 剂就见效果了，真太神奇了！现在药吃完了，他问下面如何处理。他是个40 多岁男子，严重失眠，去年 12 月开始，常常彻夜难眠，叠进多种中西药物无效。他服用的方：黄连 5g，肉桂 10g，制附子 10g，干姜10g，生甘草 5g。这是交泰丸与四逆汤的合方。为何想到用这张方？就是看人。那人体格壮实，肤色暗，能食而大便不成形，是里寒体；但令其痛苦的是心烦失眠，这是古人说的心肾不交病，也是验方交泰丸证。四逆汤是调其体，黄连、肉桂治其病。

黄连利眠。黄连阿胶汤重用黄连治疗"心中烦，不得卧"者；黄连汤将黄连、肉桂等与参、夏、姜、枣、草同用，治疗"胸中有热、胃中有邪气，腹中痛，欲呕吐者"，其胸中有热，多表现为心烦不眠；交泰丸药仅黄连、肉桂两味，方源自明代《韩氏医通》，作者韩飞霞说："煎百沸，入蜜，空心服，能使心肾交于顷刻。"余听鸿《诊余集》记载，浙江某县令彻夜不寐年余，服安神养血剂二百余，毫无效验，孟河名医马省三以黄连八分，山栀三钱，猪胆汁一钱拌炒，煎服，当夜即寐。我曾让人用黄连、肉桂等分，沸水泡服，睡前喝几口，确实能助眠。

但黄连苦寒，并非所有失眠者均可应用，还是要结合体质。如面红出油、烦热头痛、便秘者，用三黄泻心汤；如肤白唇红，舌红心烦者，用黄连阿胶汤；如体瘦唇暗、腹痛不眠者，用黄连汤；如干呕、心下痞、口疮者，则用半夏泻心汤；如项背强痛、胸闷烦悸不眠者，用葛根芩连汤；而本案将黄连、肉桂与四逆汤同服，则适用于壮实男士，肤色黄暗而不眠者。

2011-10-30

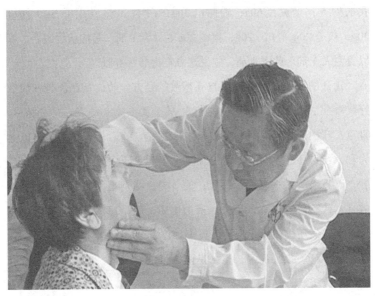

出诊（2015年5月于莱芜市中医院）

防己黄芪汤五苓散与渴肿膝痛综合征

今天，M 女士来转方。她告诉我，原来非常严重的口干、口渴明显减轻，膝盖不再疼痛，下肢的浮肿也没有了。而且，体重一个月中减了 2kg。她是个知识型的退休干部，年过七旬，体态丰腴，肤色黄白，腹松软而大。

今年夏天以来，她经常口渴，有时口舌粘在一起，眼睛也干涩，需要点人工眼泪；而且，腰膝疼痛，走路也困难。9 月 8 日她来索方时，面部浮肿貌，有较大的眼袋。问她，出汗否？她说，汗特别多。我的处方：生黄芪 60g，粉防己 30g，白术 30g，生甘草 5g，桂枝 20g，茯苓 20g，泽泻 20g，猪苓 20g。每天 1 剂。等症状缓解后，可以每两天 1 剂。此方真灵，她说这方吃得非常舒服。

我开的方是防己黄芪汤与五苓散的合方。防己黄芪汤是古代治疗风湿病、风水病、水气病的专方，《金匮要略》的表述是"脉浮，身重，汗出恶风"，《外台秘要》的表述是"病者但下重，从腰以上为和，腰以下当肿及阴，难以屈伸"。其方证特征是身体困重，浮肿，以下肢为甚；多汗，恶风；关节痛，特别是膝关节肿痛。五苓散是古代治疗水逆病的专方。所谓水逆，就是口渴，入水即吐。此外，水逆病还往往伴有腹泻、头晕、心悸等症状。本案患者的口渴、浮肿、多汗、腰膝痛等，正好是两方证的结合体。方证相应，所以症状很快缓解。

临床上，像 M 女士这种体质的中老年女性很多。皮肤白白的，人胖胖的，特别是下半身特别松大，经常浮肿，容易出汗，容易疲劳，经常口干渴，容易腰膝关节疼痛，走路常常受限；体检多有血脂偏高、骨质增生等。用防己黄芪汤合五苓散有效。要问这算什么病？我说：这叫"渴肿膝痛综合征"。不过这是我说的，教科书没有收载。在我看来，该病的病因比较复杂，大致与遗传因素、饮食因素、年龄因素、滥用药物因素等有关。先天肥胖者、后天饮食过于肥甘鲜美者，或进入老年者多见。其病理基础是水代谢以及脂类代谢障碍。按传统的说法，此人体内有"水毒"。防己黄芪汤与五苓散是治疗本病的基本方，其临床效果有利尿、减肥、止汗、解困、止渴等。通常服用半月，症状减轻后可以隔日服用一两个月。平时要注意饮食营养的均衡，不要滥用抗生素，并要适度运动。

2011-11-02

喜人的芍药甘草汤

当她走进诊室的时候，我差点没有认出她来。她脸色红润，丰满的脸庞上洋溢着喜悦，与一年半前相比判若两人。

她，71 岁，名某小妹，是个典型的农村妇女。2010 年 4 月，因为肝硬化反复呕血、贫血来门诊。我根据她消瘦、大便干结、下肢经常挛急的特点，给予芍药甘草汤：白芍 30g，赤芍 15g，炙甘草 5g。水煎，每日 1 剂。服用 4 月以后复诊，病情稳定，呕血未出现，贫血好转。以后便仍守原方，加生麦芽 30g。嘱其如果大便不成形，可以改为一剂药吃 2～3 天。如此一年多，她几次来门诊，都是此方。据她的近邻告诉我，这位老人本已做好寿衣，没有想到如此便宜的中药救了她的命，在当地传为美谈。

芍药甘草汤是《伤寒论》方，原治疗脚挛急，我则用于治疗有脚痛、腓肠肌痉挛、大便秘结的肝病患者。最初是治疗老同学的母亲，肝硬化腹水，每天晚上均脚抽筋，必须由老伴搀扶走路方能缓解入睡，十分痛苦。据此，我用芍药甘草汤加上鳖甲、北沙参、枸杞子等，居然脚痛缓解的同时，腹水也渐渐消退，患者存活了很多年。后来就试用于肝硬化，效果不错，主要表现为食欲增加、黄疸减轻、体重上升等。

使用芍药甘草汤治疗肝硬化，必须是有脚挛急、大便干结如栗的，这是使用本方的临床抓手。芍药是解痉药，特别是配上甘草后效果更好，张仲景不仅用于脚挛急，还用于腹痛，特别是那种阵发性的腹痛，所谓"腹时痛"。患者有以抽筋为主诉的，也有表现为腰腿牵扯疼痛，走路困难的，还有下肢酸麻不适的；同时，大便要干结，如栗状的更好。这是一种痉挛性的便秘。大剂量的芍药有通便效果，俗称"小大黄"。凭此指征，用芍药甘草汤就比较安全有效。

我用芍药甘草汤治疗肝硬化，往往白芍、赤芍同用。白芍，传统经验有柔肝功效，对于痉挛性疼痛者为佳，比如常熟名医陶君仁先生创有柔肝饮一方，即生白芍、生甘草、生麦芽，治疗胃痛。肝硬化患者多伴有胃痛、腹痛者，用白芍；赤芍用于瘀血黄疸。据2002年3月7日《中国中医药报》报道，北京302医院的汪承柏教授重用赤芍60g，治疗慢性肝炎、失代偿肝硬化病人见大量腹水高血清胆红素者，取得较好效果，并开发了赤丹退黄颗粒，成为国家三类新药。陕西中医药研究院郭教礼老中医也重用赤芍60g以上治疗原发性硬化型胆管炎。

芍药甘草汤安全无毒，但大量服用，往往导致腹泻，可采用减量或饭后服用的方法。如某小妹一度服用芍药甘草汤后有轻度腹泻，减为1剂药服用3天后，大便就成形了。

我国肝病患者很多，转化为肝硬化者也不少，此时虽花费巨资，仍然难收佳效。中医治疗肝病经验丰富，良方亦有许多，只要对症下药，不少患者是能够控制病情发展的。芍药甘草汤安全无毒，服用方便，而且药味少，价格低廉，是普通老百姓吃得起的好方，特此推荐。

2011-11-06

小陷胸汤加味方与乳汁淤积

多年未孕的 J 女士最近喜得一子，全家欢腾，但是，产后右乳乳汁一直不畅，乳房结块，孩子吮吸后奶头疼痛流血，虽经月嫂按摩，依然不解，非常痛苦。不呕不嗳，整天无饥饿感，一日三餐，勉强进食；询得大便不畅，产后 8 天中只有两次；而且，她咽喉常有一口黏痰。视其体质充实，面部皮肤丘疹，头痛；其舌苔黄厚，脉滑有力；按压上下腹部均比较充实，手上有抵抗感，是结胸病。遂用黄连 5g，全瓜蒌 30g，姜半夏 10g，制大黄 10g，枳壳 30g。水煎。另用老发面湿敷。当夜服药，翌晨得畅便，乳痛大减，乳汁也大增。家人心中石头落地。而且，喉中那口黏痰也没有了，脸上也变得光滑。

乳汁淤积症是哺乳期因一个腺叶的乳汁排出不畅，致使乳汁在乳内积存而成，临床上的主要表现是乳内肿物、疼痛以及乳汁减少。乳汁淤积容易导致急性乳腺炎，而一旦形成乳腺炎则比较麻烦，轻者应用抗生素，脓成后切开引流。J 女士已经是急性乳腺炎的前期，幸亏用药及时，从而躲过一劫。我的妻子也有过如此经历，但那时的我尚不了解此病，更不懂用哪张经方去应对，最后导致化脓，只能切开引流。此事，至今让我感到内疚。

J 女士的病，是古代的结胸病中的一种。结胸，是痰液或水等结于胸中的一种病证，其表现除胸膈满闷以外，尚有上腹部疼痛的症状，其轻的是正在心下，按之则痛，脉浮滑，是小结胸；严重的是心下痛，按之石硬，甚至从心下至少腹硬满而痛不可近，脉沉而紧者，是大结胸。小结胸，是痰热结胸，用黄连、瓜蒌、半夏的小陷胸汤；大结胸，是实热结胸，用大黄、芒硝、甘遂的大陷胸汤。按照张仲景的分类，J女士的病证介乎大小结胸病之间。所以，我用小陷胸汤加大黄、枳壳。加大黄，是因为大便不通数日；枳壳与枳实同为一物，擅长治疗胸腹痞满而痛，且大便不通者，并对乳房病有专长。

乳汁淤积，病在局部，但其根在全身。经方治疗乳房病，就是按照经方方证相应的原理，从整体着眼，依照古典识别病证的模式进行。六经钤百病，经方是全科。熟读《伤寒论》《金匮要略》，各科杂病的治法自然能够了然于心了。

2011-11-11

小建中汤随想

J女士的乳腺小叶增生已经多年，检查提示瘤化；每次经前胀痛明显。服过四逆散，也服过当归芍药散，效果不明显。后来，我用小建中汤加生麦芽，居然连续三月不痛。不仅是她，还有M姑娘，也是经前乳房胀痛，服四逆散不适，用柴胡桂枝干姜汤也效果不明显，改用小建中汤，乳房疼痛也不明显了。类似的经验，最近屡屡获得。

小建中汤是治疗腹中痛的效方，为何用来治疗乳房疼痛？我是按方证用药。首先，这些患者大多容易饥饿，一饥就腹痛，或心慌无力，或出冷汗；其次，月经来容易腹痛；其三，桂枝体质多见，如体格柔弱，体型苗条，皮肤细腻湿润，平时好甜食，大便多干结，而一吃就胀，不能多吃。这与小建中汤证相符。方证相应，效果自然来了。许多患者反映，服用小建中汤后，疲劳感减轻，口干舌燥消失，睡眠也得到改善，心情也舒畅。

乳腺小叶增生是乳腺增生性疾病中最为常见的一种非肿瘤、非炎症性的增生性病变，占乳房疾病中的70%左右，可发生于青春期以后的任何年龄的妇女。其发病与紧张的情绪与内分泌失调有关。从我的临床来看，乳房疼痛者柴胡类方用得最多，如四逆散、大柴胡汤、柴胡桂枝干姜汤、逍遥散等方常用，但桂枝类方使用机会也不少，如桂枝茯苓丸、小建中汤等。小建中汤治疗乳房疼痛为何有效？其原因首先是体质的调整和改善，其次，小建中汤方中的芍药、甘草可能对乳腺也有一定的作用。芍药甘草汤解挛急，挛急多有疼痛拘急等表现，那么，经期的乳房胀痛，是否也存在着乳腺管痉挛不畅的状态呢？还有，方中的麦芽糖不仅能够促进消化，还有那种来自大自然的亲切而舒缓的甘甜，也能让患者紧张的情绪得到放松，从而有助于乳房疼痛的改善。当然，以上只是我的随想。

2011-11-24

众里寻他：当归四逆汤

"众里寻他千百度，蓦然回首，那人却在，灯火阑珊处。"这种情景在我临床上也是经常出现的。

W女士，34岁。双乳纤维瘤17年，已经手术4次。主诉乳房胀痛的同时，还有左眼以及左眉棱骨胀痛。我用柴胡桂枝干姜汤半月，一度乳房胀痛减轻，但1周后反复，乳房疼痛如针刺，同时口内反吐酸水，我仍然用原方加生麦芽。两周后复诊，说症状没有减轻，反而怕冷，颈项部尤其明显，乳房刺痛，小腹拘急。我颇感纳闷，柴胡桂枝干姜汤原来治疗心下支结，有人用来治疗乳痛也有效果，而且其中生牡蛎能软坚散结，天花粉能治痈肿，为何无效？我抬起头，细细凝视患者的面色，只见她虽然精神尚佳，但面色晦暗，舌暗；诊其脉细。这时她又说，乳房的疼痛如针刺。我猛然醒悟，四肢厥冷、疼痛、脉细，这不正是当归四逆汤证吗？！遂处方：当归15g，桂枝15g，白芍15g，北细辛6g，生甘草5g，干姜10g，红枣20g，吴茱萸6g。服药3周复诊，乳房疼痛消失，左眉棱骨疼痛大减，冷感明显减轻，四肢转温，而且面色红润；又服3周，已经判若两人。

当归四逆汤（当归、桂枝、芍药、细辛、甘草、通草、大枣）是张仲景治"手足厥寒""脉细欲绝"的一张方。"手足厥寒"提示身体远端器官寒冷性疾病，"脉细欲绝"则提示血管收缩，局部供血不足，寥寥八个字，点出了缺血这一病证眼目。其使用病证多为痛症，如头痛、牙痛、胸痛、关节冷痛、女子痛经等，其痛多为刺痛、绞痛；还有就是冷症，如冻疮、关节冷、雷诺病等。其人多面色苍白或暗、手足冰冷青紫，或者口吐清涎，其脉多细。病证常因为寒冷刺激而加重。W女士虽以乳房纤维瘤为主诉，但其头痛、乳房刺痛以及畏寒怕冷、呕吐酸水等症状，已经是当归四逆汤明证。因呕吐头痛，加吴茱萸，是经方惯例。

为何连续两诊看不到当归四逆汤证？这是我的眼睛花了。临床就如元宵节的南京夫子庙，"东风夜放花千树，更吹落星如雨"，还有"宝马雕车香满路，凤箫声动，玉壶光转，一夜鱼龙舞"，喧闹嘈杂，眼花缭乱，干扰实在太多。病人在面前，方证的表现却非常隐蔽模糊，常常视而不见，听而不闻。当时，我只是想着乳房疾病可以用柴胡剂，想着柴胡桂枝干姜汤中牡蛎能软坚散结，从而出现心理学上所说的"思维定势"现象。其实，W女士的主症是疼痛，是寒冷，而柴胡桂枝干姜汤证的汗出、口渴、腹泻等症基本没有。我是先入为主了！

辨证之辨，是辨识之辨，与其说是辨，倒不如说识证更为贴切。识别方证，犹如在大夜市里找人，需要聚精会神，更需要熟识那人的相貌特征，否则就是蓦然回首，也是寻不到她的。

2011-12-12

黄连阿胶汤安胎

昨天，L 女士来诊，她怀孕已经 87 天，胎儿安然无恙。

她婚后数年未孕，后服用中药数月，即有喜讯。不过，早孕 60 天左右，下身见红，验血发现孕酮有点偏低。问我如何是好？我当即短信开方：黄连 3g，黄芩 6g，白芍 15g，阿胶 15g，水煎。阿胶另用黄酒蒸化后入汤液，每天 1 剂。药后出血即止；5 天后，改为每剂服 2 天，服 10 天后停服；10 天后分泌物有些褐色，诉说手足心发热，嘱咐又继续服用原方，从此稳定。

黄连阿胶汤安胎成功的例子，不仅是 L 女士。江阴的 C 女士，已经连续流产 2 次。今年夏天，怀孕两个月的第 3 胎又出现见红。其人面白唇红，呕吐频频，入夜难寐，脉数滑。我用的也是黄连阿胶汤原方。服用后不仅出血顿止，而且严重的妊娠呕吐也控制了，心跳降至正常。

黄连阿胶汤是《伤寒论》方，由黄连、黄芩、芍药、阿胶、鸡子黄组成，经典方证为"心中烦，不得卧"；后世除用来治疗热病后的失眠外，还用于治疗便血、崩漏、紫癜等。在妇科上，我多用来治疗经间期出血、月经过多、黄体功能不全的漏下、先兆流产等，其方证以失眠、烦热、出血、脉滑数、舌红为特征。根据我的经验，大多数患者表现为皮肤细腻白净而且嘴唇鲜红，舌质也红。以上两位先兆流产的患者，体质大多如此。该方中的鸡子黄，入药不便，我常常让患者每天食用 1～2 个新鲜的溏心鸡蛋；很有趣，这些患者大多喜欢吃那种鸡蛋。

先兆流产，现在比较常见，人们多去打黄体酮，如吃中药，大多用补肾药或健脾方，或是川断、桑寄生、杜仲、苎麻根之类。这种套路，许多人已经习以为常。我介绍用黄连阿胶汤治疗先兆流产的经验，是想告诉读者，从经方医学的角度看，只要方证相应，黄连阿胶汤也是一张安胎好方。

2011-12-13

退黄的荆防柴归汤

J女士，被确诊原发性胆汁淤积性肝硬化1年，服用熊去氧胆酸治疗，效果不显，总胆红素51.8μmol/L，谷氨酰转移酶1370.5U/L，高达正常值的20多倍！她是今年7月18日来服中药的。我的方是荆防柴归汤。

8月29日复诊：总胆红素41.1μmol/L，谷氨酰转移酶1282.5U/L，原方加赤芍。继续服用至10月25日，总胆红素32.7μmol/L，谷氨酰转移酶976U/L，肝功能持续好转的同时，原本已经半年没有来的月经，居然服药一月后就正常来潮。

荆防柴归汤是我的一张常用方，组成是小柴胡汤、当归芍药散再加上荆芥、防风。我临床发现，本方对一些自身免疫性疾病有效，特别是自身免疫性肝病、桥本病、免疫性不孕、类风湿关节炎、系统性红斑狼疮等。其人多为中年女性，面色黄或暗，有浮肿貌。本案又是一例。

2011-12-21

同一脸红方却异

"脸红什么？""精神焕发！"这是京剧《智取威虎山》中的坐山雕与杨子荣的一段对白。我在临床上经常遇到脸红而痛苦求治的病人。不过，同一脸红，处方各不相同。

L女士，31岁。月经期及月经后，1周内经常突发面红、气短、呼吸困难，如此情况已经持续1年多，伴有睡眠障碍。用四逆散加上当归、川芎、桃仁、红花，两周即好转。这是一种中医称之为气滞血瘀的脸红，年轻女性多见，诱因是精神紧张、压力过大；面红肤干，腹肌紧张，四肢冰冷，舌暗，是其人特征。

C女士，49岁。面红、目红2年，若吃辛辣或用电脑更严重。2年前子宫切除术，经常头痛、便秘。处方：生白芍20g，生甘草5g，女贞子15g，墨旱莲15g，生地20g，阿胶10g。1个月后复诊，面红明显好转。这种脸红，多见于更年期女性，多伴有闭经、潮热、便秘、体重减轻等；其人原本皮肤细腻但现在干枯，唇红而不润泽。这是大家所说的阴虚。

在我的记忆里，脸红的病人，还有用麻杏石甘汤、桂枝茯苓丸、防风通圣散、黄连解毒汤、黄芪桂枝五物汤的，方证甚多；有的人脸红油亮，有的脸红无光，有的脸红而腹胀，有的脸红而胸闷，有人红瘦，有人红胖，不一而足。所以，看病不能仅仅看一隅，还是要看整体。这个整体，就是通过望、闻、问、切四诊所获取的信息对患者整体状况所做的一个总体判断，并决定用何方来解决病人的痛苦。

做医生难，难就难在对个体差异的甄别。如果认定脸红为热，舌白为寒；见怕冷就投乌头、附子，见久病就用人参、黄芪，见失眠就用合欢皮、夜交藤，那天下岂不无人不能开药方了，何必一生苦读《伤寒》《金匮》？

2011-12-23

产后口干案刍言

上个月接诊一位产后严重口干的患者。她产后半月，入夜口干，常常上下颚及口唇黏结，十分难受，睡眠也不好。另外，诉说奶水甚甜如糖水。其人素体大便燥结，而且孕期一度血糖较高；舌苔黄，脉滑。是内有积热，欲用小陷胸汤，但虑其口燥无痰，遂不用泻痰的瓜蒌之皮仁，而改止渴润燥的瓜蒌之根——天花粉。处方：黄连5g，天花粉30g，姜半夏10g。水煎，每天1剂。10天后，电话随访，说口干明显好转，再不干黏，而且大便通畅。停药不到两周，又电话告大便干结难解，转方黄连5g，天花粉50g，知母15g。药后大便即畅行。

诊余反刍此案，所思有三：

其一，产后调理不可拘于前人"胎前一团火，产后一块冰"的说法，有是证用是方。患者口干舌燥，脉滑苔黄，大便干结，是燥热证无疑，故用黄连剂取效；其人乳汁甘甜如糖水，高血糖史，也可以视其体质燥热的表现。

其二，黄连、天花粉治渴是古代相传的经验，本案是验证。体会两者所治之渴略有不同，黄连证之渴，是口干而黏腻，且有烦悸诸症，所治面广，渴是兼治；天花粉证之渴，是口舌干燥，且大便干结，所治面窄，渴是主治。

其三，燥热之疾用黄连配知母、天花粉更佳。按仲景用药规则，渴者用栝楼根，必去半夏。本案初诊两者皆用，居然也无妨；不过，二诊还是遵仲景法，去半夏，改用知母。知母也能治渴，《本经》谓"主消渴"，且能除烦、止汗、通便，故仲景将知母配石膏，专治阳明气热的烦渴。经方中虽无黄连、知母相配之方，但后世治渴之方案中两药常有。所以，将黄连、知母、天花粉相配，有临床经验支撑。如果说小陷胸汤的黄连、瓜蒌、半夏三兄弟专荡涤胸膈痰热的话，那么天花粉、知母二姐妹则相助黄连大哥专清肠胃燥热了，消渴、口燥、便秘、身热、烦悸者，均可用之，只是尚无方名罢了。

2011-12-25

感冒发热与麻黄附子细辛汤

一夜乱梦，晨起咽喉干痛，白天头昏，鼻子流清涕；晚上回家后一量，体温37.9℃，感冒了，盖了两条被子还不觉得暖。还是老办法，服用麻黄附子细辛汤。生麻黄10g，附子15g，细辛10g。汤液淡，但入嘴舌麻。半夜里，全身发热，心跳加快，微微汗出。凌晨体温即为37.1℃。今天的感冒，麻黄附子细辛汤一剂而安。

我一年大约有两次左右的感冒。小时候感冒发热，妈妈从不给我打针，只是一粒APC，汗一出，人就爽了。后来我学医了，自己给自己看病，有用板蓝根，有用桑菊饮、银翘散加味的，后来就是用经方，或葛根汤，或麻黄附子细辛汤，比较下来，还是经方来得快，半剂就可发汗退热。我的体质充实，肤色偏黑，皮肤粗糙，不易出汗，每次感冒大多有受凉疲劳的诱因。

回想起来，大前天上午在家写东西，没开空调，自觉四肢冰凉，室外气温骤降，出门不觉打了个寒噤；然后，前天去北京开会，千里一日还，难免起早带晚，也是疲劳伤阳气；然后就觉精神不足，而且面部皮肤如有蜘蛛丝，小便清长，且时有心悸。这便是所谓的阳虚感寒，麻黄附子细辛汤证。

很长时间，我总以为感冒是病毒所致，通常选用清热解毒药，后来临床多了才明白，其实中医看感冒不是针对病毒、细菌的，而是看人体在感冒过程中所出现的何种反应状态，然后给以相对应的方药。寒者温之，热者清之，虚者补之，实者下之，有风者散之，有蕴湿者化之……但是，理论上好说，而到临床上就往往寒热难分，虚实难辨，如何是好？古代医家常用方证来规范标识机体在疾病过程中的反应方式，从而让看病变得容易些，《伤寒论》中的许多方证就是典范。在方证相应的原则下，这些经方表面上似乎是药物的随意组合，而实际上是人体疾病过程中某种特定反应方式在方剂上的投影。桂枝汤是这样，麻黄汤是这样，麻黄附子细辛汤也是这样。

麻黄附子细辛汤药仅3味，针对阳虚感寒的疾病状态，以精神萎靡、恶寒无汗、身体疼痛、脉沉为特征。这种状态，在许多壮实的男士中间，反而多见。其人多面色黄暗，精神萎靡困倦，舌淡苔水滑，脉沉迟，虽然感冒发热，只要见上述诸症，照常可以使用本方，不必为麻黄附子细辛的辛热发散而恐惧。日本岛根县疑难病研究所的龟井勉主任在日本《医学论坛报》上报告称，老年人耐药菌感染时，用麻黄附子细辛汤可改善发热等症状，此经验，也值得借鉴。

2012-01-08

龙年开出的第一张方

没想到龙年开出的第一张方，竟然是五苓散。可能是年夜饭的海鲜有问题，可能是春节劳累，年近八旬老母亲大年初一上午出现剧烈吐泻，吐出物和泻下物均为黄水；到晚上我去看时，口干异常，但是恶心欲吐，无法进药，连水也不能多喝，要喝，也喜极烫者；精神尚好，脉浮弦。我急取五苓散5g，用白米粥稀粥调匀，让她缓缓吞下。一小碗下去，便不再吐。随后，我又急煎桂枝15g，肉桂5g，茯苓20g，白术20g，猪苓20g，泽泻30g，让其当茶少量饮用。一夜安宁。第二天有小便，无呕吐，能进粥，但腹中雷鸣，又有腹泻两三次，泻下物不臭。今天去看她时，精神已爽，声音洪亮，说这下好了，就是体重降了3kg。

五苓散是古代治疗水逆证与洞泄病的专方。所谓水逆证，是水蓄体内，导致口渴欲饮，但入水即吐，仲景用五苓散，《金匮要略》明示："渴欲饮水，水入则吐者，名曰水逆，五苓散主之。"洞泄，是古病名，出《素问·生气通天论》，是泻下多水，日夜无度，脏腑如门洞开。当年曹颖甫先生在上海，常常用五苓散治疗这种严重腹泻，活人无数，其医案俱在。水逆证与洞泄病大多属于比较严重的胃肠道疾病，如急性胃肠炎、食物中毒、霍乱等。母亲这次的疾病，应该是急性胃肠炎，但严重程度是从来没有的，好在方证相应，仅仅用五苓散，就控制了病情，免去了输液之苦。

五苓散证的特点，一是口渴而不喜饮，或喜热饮，或喝水以后胃内不适或有振水声；二是小便不利，多指小便量少，或次数少，甚至完全没有，这种情况多见于急性吐泻的疾病中，在慢性病证中则为小便次数偏少，并多见浮肿倾向；三是或然证，如汗出、呕吐、口干燥、悸动等，不一而足。这种状态，是阳气不通，水停蓄在体内。五苓散就是通阳方，是利水方。药后如能小便畅利，口渴、呕吐、腹泻等便可消停。许多人看到口渴，往往认定是津液不足；看到腹泻，就认为肠炎有细菌、病毒，要清热解毒，这是一种陈规。为何无一抗菌、抗病毒药，也不是养阴生津药的五苓散能止渴止泻？其中的道理值得深思。

原方的剂型服法也值得深究。因为水入即吐，故五苓散采用散剂，并以米汤或糜粥调服，《伤寒论》上记载用白饮和服方寸匕。白饮，白米饮的称呼，也就是米汤或糜粥。确实，如此调服，不呛口，利膈；而且，对一天未进食的母亲来说，一碗糜粥养胃气，犹如挂上一瓶葡萄糖水。此外，《伤寒论》还特别提出服用五苓散后，要"多饮暖水，汗出愈"，这也是身体所欲，那天母亲就特别喜欢喝滚烫的开水。五苓散安全有效，价廉实用，可谓是千古圣方。龙年第一天，我用五苓散救治老母亲急症成功，靠的是张仲景教我的中华医学望、闻、问、切的大智慧。有经方，真是中国人的福气啊！

2012-01-25

大柴胡汤消肚腩

今天，D女士高兴地告诉我，那方有效！肚子小了一圈，不再恶心厌油腻，大便畅通，人舒服多了！

她年逾五十，体格结实，上身饱满充实，有脂肪肝、胃炎等病。上周因为2个月来腹胀严重，厌食油腻，反流、便秘，而来求方。当时，她舌苔厚，按之心下满痛，我不假思索，便投大柴胡汤原方：柴胡20g，黄芩10g，制半夏15g，枳壳15g，白芍15g，制大黄10g，干姜5g，红枣15g。嘱咐水煎服，日2次。

大柴胡汤是古代宿食病的专方，有止痛、除胀、通便、降逆、清热的功效，适用于以上腹部按之满痛为特征的疾病治疗和实热性体质的调理，胆囊炎胆石症、胰腺炎、胆汁反流性胃炎、支气管哮喘、高血压、高脂血症、脂肪肝等是本方常用的疾病，有时也用于减肥。D女士就是一例。

大柴胡汤善于消肚腩。其人多见脸红油亮、上半身饱满，特别是上腹部胀满，脂肪堆积，用手按压上腹部，往往充实有力，犹如一只大大的红苹果。

大柴胡汤的减肥，是理气，是消积滞，是促进体内新陈代谢。直观地说，是通过增加大便量实现的。许多肥胖者，大多有腹胀，便秘，舌苔厚，服用大柴胡汤后，大便顺畅，人顿觉轻松许多。

减肥，是当今热门的话题。许多人只知道去服用副作用很大的化学药，或盲目地节食或残酷地运动，那其实不是减肥，而是摧残自己的生命。经方的减肥却是另有天机，那就是因人而异，寻找个体差异，让你在舒服中减肥。大柴胡汤，不愧是千古相传的减肥良方。

2012-02-15

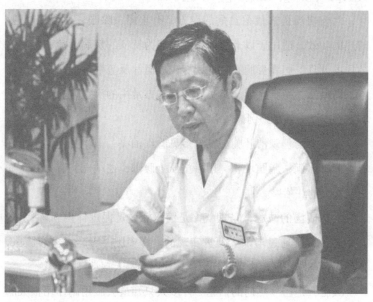

诊余（2016年9月于南京传统中医门诊部）

葛根汤的叹息

今天午睡中，手机铃声响起，这是 S 老的儿子打来的。电话中他兴奋地告诉我，服药 3 剂后，他父亲已经能下地走路了，而且走了 15 分钟。

4 天前，接近九旬的 S 老被家人用轮椅推进我的办公室。他脸色黄暗，突发不能走路已经 5 天。S 老有帕金森综合征、脑梗、房颤、糖尿病等病史，长期服用黄芪桂枝五物汤。家人说，老人是雨天外出归家后即觉不适，夜流口水，所幸话语不糊，思维尚清晰。我断为风寒外感，中风轻症，当即开方：葛根 60g，生麻黄 10g，桂枝 15g，赤芍 15g，生甘草 5g，干姜 10g，红枣 20g，川芎 15g。嘱咐得汗则有佳兆。今天他儿子告诉我，药后果然出汗很多，但精神遂振，说话中气又足了。

按当今中医常规，这种病要用清热活血药，但我用葛根汤加川芎控制了病情，这得益于经方思维。葛根汤的经典方证，一是"项背强"，这是头项腰背的肌肉拘急，可以导致头痛、腰痛，可以导致步履乏力，也可以口噤不得语；二是"无汗"，而无汗之人，多表现为皮肤干燥、黄暗，同时精神不振、嗜睡、头晕等。以上病证，正是 S 老的临床表现；而其人素体壮实，腰板硬朗，其病其人，与葛根汤证相应。加川芎的原因，是此药多配麻黄、桂枝治疗中风，如小续命汤等就是。药后果然得汗，汗出而肌肉松解，步履复常。

古人治疗中风，分中经络、中脏腑之别。S 老这样的中风，大约就是所谓的中经络，用方不离麻黄、桂枝、葛根等药，其法是解散风寒。但是，这种方法到了今天却几乎失传，绝大部分患者是被推向急诊室去输液挂水，或开一堆活血通络的中成药任病自愈……

写到这里，我不由得停下键盘的敲击，轻轻叹息：葛根汤啊！你名震中外，彪炳千古，为何到了今天，却被中国的中医们忘却，只能静静地躺在书堆里？这也是浪费，这是一种科技资源的浪费，无疑更让人心痛。

2012-03-03

霰粒肿与麻杏石甘汤

今天去镇江，看到了活泼可爱的 L 宝宝。她妈妈告诉我，孩子恼人的霰粒肿已经控制了。说那方特别管用，才服 1 剂，孩子眼皮肿块就消失了，后来遇到复发迹象，只要服用那方，很快就好。而且，此汤不太苦，孩子自己也肯喝。孩子妈妈从手机上调出处方照片：生麻黄 5g，生甘草 5g，生石膏 20g，杏仁 10g，栀子 10g，连翘 20g。水煎，每剂服 2 天。

霰粒肿是儿童常见眼病，这是一种睑板腺出口阻塞，分泌物潴留引起的睑板腺慢性炎性肉芽肿。病程缓慢，眼睑表面皮肤隆起可触及硬结，硬块大小不等，多发生在上睑，也可上、下睑并发，可单个亦可多个同时或先后发生。小型者可自行吸收，较大的很难吸收，一般结节长期不变，偶可自行破溃，排出胶样内容物后在结膜面上形成肉芽组织。霰粒肿常常反复发作，手术对此有时也无可奈何。这几年我用麻杏石甘汤原方或加味治疗过好几例，收效较好。

麻杏石甘汤是历来相传的清热平喘方，临床大多用于治疗各种肺炎、支气管炎、鼻炎等，其所据者，多为《伤寒论》原文"汗出而喘，无大热"等表述。我用麻杏石甘汤治疗霰粒肿的思路，并没有局限在经典原文上，而是从药证切入的。我看重的是方中的麻黄、甘草、石膏这三味药。为何用麻黄、甘草？霰粒肿属于疮的范畴，麻黄、甘草可治疗外感风寒、疔疮初起，方名走马通圣汤。为何用石膏？生霰粒肿的孩子，大多头发乌黑油亮，好动易汗，且喜冷饮水果；而且，据仲景方例，凡是咳喘、浮肿等麻黄病而有出汗者，麻黄必配石膏，方如麻杏石甘汤、越婢汤。至于方中的杏仁，是可用可不用的。杏仁擅治胸满咳喘，如果孩子不兼咳喘、便秘，不用也可。除用原方外，我有时也加味。如果眼睑红肿，或咽红鼻衄者，则加入连翘、栀子，这个用法，参照了后世医家的经验。

最近，论坛上有网友提出，对方证的把握不可执着，不能着相；学经方要神似，不要形似。我想，倘若真能破译数千年中医使用药物的密码——药证，则经方的使用范围必将大大拓宽，经方的加减不至于随意，经方的应用自然能够达到出神入化的境界。

2012-03-04

桂枝茯苓丸方证的一角

从小火瓦巷的家到科巷菜场，82岁的L老居然能够徒步来回，让全家高兴。

他10年前肺泡破裂大出血后，反复肺部感染，经常右胸痛，动则气促，便秘，腰痛腿软，行走困难。当时的肺部摄片提示右下肺团块状软组织影，占位可能，右侧胸腔积液。我给他用的方如下：桂枝20g，茯苓20g，赤芍20g，丹皮20g，桃仁20g，怀牛膝20g，制大黄10g，丹参20g。仅仅服用1周，效果如此明显，我也感到高兴。

近几年来，我用桂枝茯苓丸加味方治疗瘀血肺病屡屡得效。这些肺病，大多是陈年久病，或是咳喘为主的慢性阻塞性肺气肿，或是不明原因的肺动脉高压，或是糖尿病导致肺部出血，或者是支气管哮喘，或者是间质性肺病，或是先天性心脏病等。病虽不同，瘀血则一。其表现有在上的面色暗红、唇舌紫暗、动则气喘、胸痛等，有在下的便秘、腰痛、下肢浮肿、抽筋、发冷以及两腿皮肤甲错发暗等。

这些案例常常让学生大惑不解。因为从《金匮要略》原文来看，确实是很难将桂枝茯苓丸与肺病联系起来。桂枝茯苓丸的经典方证比较简略："妇人素有癥病，经断未及三月，而得漏下不止，胎动在脐上者。"（《金匮要略·妇人妊娠病脉证并治》）遵循古法，后世也大多用桂枝茯苓丸下死胎、消癥瘕、止漏下，范围大多局限在妇产科临床。但是，纵观当今中外临床，桂枝茯苓丸的应用范围确实大大拓展了，呼吸科、心血管科、神经内科、皮肤科、男科、皮肤病、外科均有应用的机会。其实，不仅仅是桂枝茯苓丸，许多经方均是如此。无数经方现代应用的成功事实向我们提示了一个十分重要的规律：经方的应用要读经典原文，但不能拘泥于经典原文。清代医家吕震名说得好："凡读仲景书，既从有字句处知其定法，又当从无字句处参其活法。"定法，是既有的经验和规矩；活法，是尚待发现的规律和处理问题的原则。在经方家看来，读经典，就是要善于通过经典原文对经方方证进行整体的复原，犹如古生物学家能从一个恐龙的骨骼化石进行全身复原的一样。经典表述的方证是真实的，但是不完全的。如果说方证是冰山，那经典方证就是那浮出水面的一角。

2012-04-05

柳暗花明又一方

H女士，40多岁，因经常咳嗽感冒来求方。她中等身材，明亮的大眼睛并不见焦灼的神情，肤白却略显憔悴，散在的痤疮和黄褐斑；头发虽未白却显稀疏。她咳嗽不剧烈，但绵绵不断，痰不多，不喘，有时在就诊时咳嗽似乎更厉害了。她的主诉不少，有疲乏、怕风冷、目涩而痒、容易汗出心悸、口渴、大便溏、腹胀、食欲不振、睡眠障碍、月经量少、指甲发脆等诸般不适。我用过小柴胡汤、当归芍药散，也用过半夏厚朴汤、除烦汤、小建中汤，效果都不明显，我感到纳闷。最后，我不再从病切入，改为从体调治。据其容易出汗、皮肤湿润、皮肤细腻、舌淡等体质特征，改用桂枝汤原方：桂枝10g，肉桂5g，白芍15g，生甘草5g，干姜10g，红枣20g。嘱咐每剂服2天，每天服1次。前日来复诊，居然面色大好，不仅咳嗽未发，而且月经量多，睡眠好转，头发也不掉；更让她开心的是，脸上的痤疮消失，色斑也淡许多。她变漂亮了！这真是山重水复疑无路，柳暗花明又一村。

本案提示，逆向思维大有用处。临床上，当常规治法无效时，可以出奇方。此奇特不在用药稀罕，而在于思路独到。治病久久不愈者，不如转为调体；清热而火不退者，可以改为温下；扶阳而寒难化者，理气化痰或许有效；久病杂药乱投，不如停药让胃气自醒。如此经验，前人医案中甚多，多读自然启悟。不过，如没有方证在胸，即便心思敏捷，也会目中不了了的。

2012-04-10

春困的经方

　　春夏之交，倦意袭人，许多人哈欠连连，瞌睡不已，还有的头昏脑涨，还有的特别容易醉酒。这是什么原因？有的人说是春困。姑且就叫春困吧。这种现象的出现，确实与季节有关。春天白昼长黑夜短，人的睡眠不足；春天过敏源多，瘙痒烦躁，让人神经不得安宁。还有，与许多人冬天缺乏锻炼，食欲又好，再加冬令进补不当，体重上升，血脂、血糖增高等因素有关，春天一到，症状也随之而来了。

　　春困的原因很多，各人情况不一。调理对策，可以清热，可以活血，可以化痰……用方也不一。上次接诊一位40多岁的中年汉子，诉说春天来屡屡醉酒，白天身体困倦，入夜鼾声如雷，更令其苦恼的是，腰痛大发，牵扯下肢，痛苦不堪；检查甘油三酯4点多，血尿酸501μmol/L，肝功能异常；满脸痤疮。我用桂枝茯苓丸加大黄、牛膝、葛根，一个月后精神大好，如换一人。

　　上月去井冈山参加全国经方培训班，课余有一学员让我开方，说经常哈欠连连，无法自制。我视其体格健壮，嘱服大柴胡汤合桂枝茯苓丸。近收其来信，说经方真神，药后哈欠顿消。我这次去德国讲学，旅途劳顿，飞机上受凉，到驻地后也感疲惫，项后生一毛囊炎，好在自备葛根汤合桂枝茯苓丸颗粒，两药冲服，夜半得汗，顿觉轻松，上课依然精神抖擞。可见桂枝茯苓丸、葛根汤、大柴胡汤等均能提神解困。

春困的人群中还有一种类型，大多为血气方刚而且具有艺术气质的青少年，菜花开时，春情勃发，浮想联翩，入夜春梦连连，眠不觉晓，昼不心安，也能导致困倦。这种春困，当用温胆汤、栀子厚朴汤、半夏厚朴汤、四逆散等，化痰、除烦、理气、解郁、抒怀……这种病证，家乡的老中医称之为气火症，是气郁化火的一种表现。根据他们的经验，我用半夏厚朴汤合栀子厚朴汤，再加上清胸膈之热的连翘与黄芩，而名八味除烦汤。如果满脸油光者，头昏头痛者，还可以加入大黄、黄连之类。火一退，头脑自然清新。

很长时间来，困倦被认为是气虚，是肾虚，是脾虚，是心血不足……处方大多是党参、黄芪、熟地、白术之类，有些人自己盲目进补，服人参，服冬虫夏草，服鹿茸……进补风气，始于金元，盛于明清，至今居然越演越烈。其实，古人治病，只是汗、吐、下三大法，将邪气祛除，体气自然平复，何须药物补益？如果当年猛烈抨击补法的张子和、徐灵胎等先贤在天有灵，俯视当今人间，不知当作何想？

2012-05-08

定惊的柴胡加龙骨牡蛎汤

H先生在电话中告诉我，他服用我新开的中药后，头痛没有再发，恼人的凌晨腹胀也大大好转，而且现在的酒量居然变大了。

H先生有头痛多时，每次发作后出汗，全身无力。他特别提到，发作时有预兆，眼前出现一条白线，犹如夏日雷雨之前的闪电，如果当场服用阿司匹林片，并且睡觉，可以立马控制。同时，他经常在凌晨出现腹胀、腹泻，并有身热汗出。我给他用过大柴胡汤、除烦汤、温胆汤等，都没有控制住。后来新开的方是：柴胡15g，黄芩5g，姜半夏12g，党参10g，茯苓15g，桂枝15g，制大黄10g，龙骨10g，牡蛎10g，生石膏15g，枳壳10g，厚朴10g，干姜10g，红枣20g。每天1剂，每周服5天。

他是比较典型的偏头痛。当时寻思，这头痛前的预兆，犹如癫痫发作大脑放电，不妨可以用癫痫的验方柴胡加龙骨牡蛎汤；再细细想想，这种突发性的如电闪雷鸣的现象，也是"惊"的一种表现，而柴胡加龙骨牡蛎汤的经方证就有"惊"。惊，是一种突发性的不适感、不安感、恐惧感，可能发生抽动、出汗、失眠、恍惚、头痛、晕厥等症状。中医所谓的惊恐、惊梦、惊悸、惊风等，均属于惊病的范畴。记得有位癫痫患者告诉我，他发作时的先兆，就是一种莫名的惊恐感，也是服用的柴胡加龙骨牡蛎汤，也有非常好的疗效。我还曾用柴胡加龙骨牡蛎汤治疗过心律不齐、创伤后应激障碍、精神分裂症、失眠、惊恐障碍、性功能障碍等，也都有"惊"的表现。

有的在就诊时极度恐惧、甚至夺门而逃，有的则不敢回忆曾经经历的恐惧场景，有的稍有响声即心脏乱跳，有的入夜噩梦连连，醒后浑身湿透……有的虽然没有极度的恐惧心理，但其病情突发，也是让人措手不及的。

惊，是神经精神心理疾病的一大证候群，柴胡加龙骨牡蛎汤这是一张适用面很广的调神方、健脑方。

另外，H先生问我酒量变大的问题。这可能与服用本方后心情舒畅有关，因为柴胡加龙骨牡蛎汤更是一张愉悦汤。当然，所加生石膏的功能也不能忽视。考许多治疗脑病的经方，无不用石膏，如《金匮要略》治疗"热瘫痫"以及"惊痫瘛疭，日数十发"的风引汤就是龙骨、牡蛎、石膏同用的。

2012-05-10

麻黄温经汤

麻黄温经汤是温经汤加麻黄的略称。

前个星期的门诊上，一连来了两个月经稀发的复诊患者，她们都是月经不来，一个近年，一个半年余。复诊时她俩都告诉我，月经来了！她俩用的方都一样：温经汤加麻黄。

温经汤治疗闭经的经验，形成于20世纪90年代，那个时候，用温经汤治疗那些爱美女士因减肥而导致的闭经，屡屡得手，但大多服用时间在3个月以上。温经汤用于原发性闭经也有效。曾给一位高中女生服温经汤，看着这个黄毛丫头渐渐地丰满起来，胸挺了，臀圆了，月经也来了。她服用的温经汤中还加了鹿角胶。

温经汤是古代调经第一方。《金匮要略》记载：此方主"妇人少腹寒，久不受胎；或崩中去血，或月水来过多，及至期不来。"确实，对于女性的闭经、不孕、月经稀发或量少，温经汤疗效确切。一般来说，适用人群以体瘦、肤枯、毛少的女性为多，其特征在口唇与手掌：口唇暗淡、干瘪、干燥，或疼痛，或热感；手掌皮肤干燥易皲裂，就如张仲景所说的"手掌烦热，唇口干燥"。但是，临床常常出现不典型的闭经患者，如上面提到的两个患者就是如此。年龄均在45岁以上，体型偏胖不瘦，皮肤并不干枯，单用温经汤无效。我的对策就是加麻黄，量不大，5g即可。

麻黄可以催经。《本经》说麻黄"破坚积聚"，《日华子本草》说麻黄"通九窍，调血脉"，都没有明说通经。不过，麻黄发散风寒，激发阳气，阳气一通，月经自然能够按时而至。汗腺与子宫卵巢，都是人的腺体，麻黄既然能发汗，也就能通经。特别是对体格壮实、脂肪较多的那些有"作汗之资"的人来说，用点麻黄，是安全有效的，但很多人依然不解。按现代教科书理论，温经汤养血，麻黄伤阴，闭经多是血虚，麻黄如何用得？

　　人的体质本来千差万别，在经过疾病的刺激以及药物治疗以后，不少慢性疾病患者的体质状态变得十分复杂，根本不是一些人想象的那么寒热虚实壁垒分明。所以，经方的用药也常常是寒热相济、补泻兼施，如半夏泻心汤、附子泻心汤、桂枝加大黄汤、白虎加人参汤、大黄附子细辛汤等均是这种思路。温经汤加麻黄，也是这种思路的延续而已。

2012-05-28

三黄四逆汤

Z姓老太太，82岁。患有多种疾病，去年带状疱疹，后因持续发热，查出骨髓增生异常综合征、肺泡蛋白沉积症、肥厚性心肌病等。上月来门诊时，精神萎靡，少言懒语，贫血貌，皮下紫癜；血小板88×10^9/L。询其何所苦？答曰心下不适而已。按之皱眉；两脉弦滑重按无力。家人说老人入夜烦躁，不喜盖被，且有汗。略加思索，遂处方：黄连3g，黄芩10g，制大黄5g，制附子15g，干姜5g，生甘草5g。水煎，日分两次服用。服用一月复诊，精神好转，紫癜消失，脚踝关节处浮肿消失，血小板上升到130×10^9/L；心下仍有不适，但已经轻快许多。此病仍在观察治疗中。

此方是三黄泻心汤与四逆汤的合方，我简称为三黄四逆汤，临床多用于病实热而体虚寒的出血、昏迷、脑卒中、胃病、痤疮、口疮等。Z老太太全身紫癜，是为肌衄，病属热；而精神萎靡，脉象无力，体属寒。寒热夹杂，所以采用温清兼投的办法。三黄泻心汤清热泻火，四逆汤温阳驱寒，由此导出这张经方的合方。

如何确定本方证？我将此方证看作三黄泻心汤证与四逆汤证的组合，也看作附子泻心汤证与甘草干姜汤证的组合。也就是说，经典原文中所表述的各个方证，均可以作为本方证的参照。比如泻心汤证的"心气不定，吐血、衄血"；四逆汤证的"下利清谷不止""下利腹胀满""厥逆而恶寒""脉沉""脉微欲绝""有寒饮，干呕"等；附子泻心汤证的"心下痞而复恶寒，汗出者"；甘草干姜汤"咽中干，烦躁吐逆者"等，均可以看作本方证的一部分。归纳经典表述，本方证的特征大致为实热病加上虚寒体。实热病大多为出血性疾病，或消化道出血，或脑溢血，或五官出血，或皮下出血等，并多见烦躁、口苦等；虚寒体多见其人或腹泻不止，或腹胀冷痛，或四肢厥冷，或畏寒自汗，或精神萎靡，或脉沉微弱或空大无力等。有些中老年男子的胃病，久治不效，其人若肤色黝黑，体型壮实，腹大舌胖，有食欲但易于腹痛腹泻者，用本方常觉腹中十分舒适。一些多囊卵巢综合征患者，痤疮满脸，月经稀发或闭经，其人多失眠、口疮、腹泻多见，也用本方有效。总之，寒热夹杂的病证，三黄四逆汤最为适合。

可能有人会问：大热大寒的药混在一起，会不会互相干扰，冲淡药效？我说，这种担心没有必要。寒热药物相合，并不是沸水里面兑冰水；寒热药物入腹，各行其所，各奏其效，是相得益彰。也有人问如此合方是根据哪种理论推演而来？我说，其实这种用方思路非常简单，就一句话：有是证，用是方。

2012-06-15

一看就准的桂枝汤证

离开南京那天，老Z女儿来信告诉我，她父亲服汤药后持续多天的高热没了，自汗也止了。来台北后第3天，又收到她的短信，告诉我她父亲不仅体温正常，食欲明显好转，而且腹泻也止了。

老Z今年50多岁，一个多月前发现胰腺占位，手术后10余天就开始发热，每天发热，持续20余天，最高达40℃；有两次寒战异常，拥厚被三床仍嘎齿有声；每天发汗严重，日更衣四五次。但检查无炎症迹象。术后体重锐减10余kg，可能是胰腺手术的原因，每天大便不成形或腹泻。那天我到病房看他，精神虽尚饱满，但脉洪大而搏指，重按无力；两小腿肌肉萎缩而无浮肿。正气明显不足，虚劳重症。我用的是桂枝汤加人参。桂枝10g，肉桂10g，白芍20g，生甘草10g，生晒参15g，干姜10g，红枣30g。服药后当夜即无发热，3天后原方加麦芽糖50g，生晒参加至20g。从目前情况看，病情尚稳定。桂枝汤加人参方的退热止汗效果满意。

当时，我见多汗、高热、脉洪大，曾考虑过使用白虎加人参汤，但白虎汤证多身热面白、大便干结者，且其病或是外感暑热，或出血，或消渴，而老Z病谱不合，并且面色黄而灰暗，其体也不合；也曾想用黄芪建中汤，后按其小腿，肌肉萎缩且无浮肿，就此排除。那为何不用五苓散？五苓散所治疗的蓄水证，老Z不呕不渴，且无浮肿，也不在选择之列。当时，方证立判，没花几分钟。

我临床看病，用得比较多的是直觉思维，眼前先浮现数方证，然后逐个比照，最后选其最合适者。这种看病方式，要求医生精神饱满，方证方能跳得出，认得清。据说，清末苏北名医赵海仙必定大烟抽足以后才诊脉；大塚敬节先生晚年看病，需要喝葛根汤提神。我也曾经看到，日本京都坂口弘先生在进诊室之前，双手沐面，然后伸臂扩胸，嗨嗨大喝几声，精气神振足了才行。我给老Z看的那天，正是午睡后，所以一看就准。

2012-07-29

甘草附子汤治疗痛风

　　入夏以来，痛风高发，许多人出现脚趾红肿疼痛，常常无法行走。那天，有位警官来短信，询问痛风急性发作有无好方法。原来她的上司痛风发作，下肢关节肿胀疼痛，无法下地活动，十分痛苦。我见过那位上司，体型壮实，肤色黝黑，本是寒湿体质，我曾给他服用过葛根汤。这次痛风发作，想来是入夏以后，起居不当，受寒所致。痛风多有湿，无寒不会痛。用什么经方能够尽快止痛消肿？我想到《伤寒论》的甘草附子汤。此方主治"风湿相搏，骨节疼烦，掣痛不得屈伸，近之则痛剧，汗出短气，小便不利，恶风不欲去衣，或身微肿者"。如此传神的描述，与痛风十分相似。而且方中的附子是止痛良药，骨节疼痛必用；白术也能用于关节痛，《神农本草经》记载其主"风寒湿痹"。遂发去甘草附子汤原方：炮附子 30g（先煎 30 分钟），白术 30g，桂枝 30g，生甘草 10g。水煎，一天分 3 次服药，嘱服 3 天。3 天后，那位警官来信，说疼痛大减，关节消肿。后又嘱原方隔天服用 1 周，竟疼痛全无。经方神效如此，《伤寒论》岂可不熟读？

2012-08-23

真武汤与高血压

今年 8 月 19 日，网上有位网友发帖如下："我老妈今年 73 岁，今年 7 月 21 日突发脑梗，手脚抽搐，头晕，不能动。当晚送西医院急救，做 CT 确认……黄教授说身睏动，振振欲擗地，开的是真武汤原方，炮附子用的是 15g。一共吃了两个星期，其间我逐渐把炮附子加到 50g，两个星期后血压高压恢复到了 120 多，头也不晕了，腿脚也有了力气。"这位网友对经方的信任让我感到高兴。我查到当时的记录（2012–07–31）：头昏晕 20 余天，耳鸣，下肢肿，膝痛。制附子 15g（先煎 30 分钟），白术 20g，茯苓 20g，白芍 20g，生姜 5 片。5 剂。是真武汤原方。

真武汤是《伤寒论》方，是古代水气病的用方，经典的温阳利水方，适用于以精神萎靡、畏寒肢冷、脉沉细无力、浮肿为特征的疾病。为何可以用来治疗高血压？其奥秘在于经方治病不是针对局部，而是针对整体。血压高低不是古人治病的着眼点，而患者的感觉如何、体质状态如何，才是要密切关注的。比如，《伤寒论》用"心下悸，头眩，身睏动，振振欲擗地"这寥寥几笔，勾勒出一个因眩晕和心悸导致全身颤抖、无法站立的患者形象。"振振欲擗地"一症，为真武汤的主要适应证之一，即头晕、心悸、震颤、走路不稳的意思。临床上，有的患者以走路发飘，或头重脚轻来诉说。网友沙丘沙先生也有则用真武汤原方治疗高血压的医案，患者也是位老妇人，诉说"脚下如踏棉，走路如驾云"，很有现场感。这也可以看作是"振振欲擗地"一症的通俗解释。

可能有人担心真武汤中附子的温阳会不会导致血压升高？其实，高血压未必就是阳旺，阳虚者也大有人在。那些适用真武汤的患者，大多面色发黄，或有轻度浮肿貌，而且有时还有下肢浮肿困重，大便也多有不成形。上述的那位老大妈，就有下肢浮肿以及膝盖疼痛。她服用真武汤后，耳鸣、头晕很快消失；附子加量后，血压也非常稳定。所以，治疗高血压，不能限定在平肝息风的方药上。中医治病，还是要坚持"有是证用是方"的原则。当下患者的状况，才是我们下方的目标。

2012-09-06

五苓散加味治葡萄膜炎

9月3日，那位高大肥胖的 Z 姓东北女子出现在门诊。她欣喜地告诉我，共服用 105 剂，视力恢复了，左眼 1.0，右眼 0.8；而且体重下降 10kg！

她今年 47 岁，双眼视力下降已经一年半以上，无明显诱因，眼红疼痛，曾被诊断为"视神经炎"，后被确诊为"葡萄膜炎"，并长期予以激素治疗，后来因害怕副作用而要求中医治疗。4月16日来门诊。当天眼科检查报告：视力左 0.5，右 0.5；眼压：左 12.5，右 13.0；右眼球结膜混合性充血（+++），左眼混合性充血（+）；双眼角膜透明，未见 KP，房水 Tyn（±），瞳孔不圆，右眼虹膜大部分后粘连，左眼虹膜部分后粘连，晶体混。眼底：视盘充血水肿，边界不清；后极部网膜混浊，黄斑中心光反射（-）。B超：双眼玻璃体混浊，网膜水肿。符合双眼葡萄膜炎的诊断。

我不是专科，如何治这个眼病？还是老办法，看人。其人身高 167cm，体重 100kg；两腿浮肿，舌胖大有齿痕。肥人真是多水湿啊！这种体质，五苓散、防己黄芪汤、越婢汤均有可能。问其何所苦，得知有视力下降、畏光、头痛、耳鸣、项背部拘急不适、小便少等症，我认定是五苓散证。其依据有二：第一，五苓散能治畏光。畏光，就是古人所说的"眩"，许多眼病患者大多表现为畏光、头晕、步履不稳等。而《伤寒论》五苓散的经典方证就有"眩"，本人也有用五苓散治疗青光眼的经验。第二，五苓散能治头痛，特别是伴有浮肿的头痛。而防己黄芪汤与越婢汤均不能治疗头痛与畏光。考虑到项背拘急，故加葛根；肥胖而下肢浮肿，故加怀牛膝，并嘱其平日用车前子一把泡水代茶，取其利水明目的功效。处方：桂枝20g，肉桂10g，白术30g，茯苓30g，猪苓30g，泽泻40g，葛根60g，怀牛膝60g。水煎，日分3次服用。叮嘱服药后忌冷物。从目前状况看，这张五苓散加味方治疗这位葡萄膜炎患者的近期疗效是满意的。

五苓散是否可以作为葡萄膜炎的专方？目前不能下结论。千人千面，千人千方，同样的疾病在具体的个体身上往往表现不一，葡萄膜炎也是一样，我曾经用甘草泻心汤治疗过，还有用小柴胡汤也治疗过。但是，至少可以将此病的常用经方谱建立起来，一旦遇到这种疾病的时候，脑海里可以浮现这些方证，以供鉴别。

2012-09-11

黄连解毒汤治疗月经过多

月经过多的 G 女士昨天复诊,告知本次月经来潮,经量已经明显变少。她 48 岁,有子宫肌瘤,月经量大有血块。上月初来诊,见其脉滑数,舌苔厚,一看便是火体。我用黄连解毒汤加大黄:黄连 5g,黄芩 10g,黄柏 10g,栀子 10g,制大黄 5g。嘱隔天 1 剂。

更年期女性的月经过多,多见于火体,其人肤白、唇红或黑红油亮,或多汗,或便秘,舌质多红,舌苔多厚,其脉搏滑数;并多伴有失眠、头昏痛、便秘等;经量大,血块多;妇科体检大多见子宫肌瘤。这种情况,用黄连解毒汤、泻心汤等方比较好,临床有效案例相当多。

黄连解毒汤止血,加大黄更好。古代黄连解毒汤用于温热病发斑,吐血衄血;黄连、黄芩、大黄的泻心汤,是经典止血方。两方相合,对于那些热性出血安全有效。

见此证用此方,本来不复杂,但临床也常常疑惑。比如年近七七,是否肝肾不足?比如出血量多,是否气不摄血?比如有子宫肌瘤,是否瘀血内结?于是,眼前开始模糊,思维开始混乱,药方开始变杂……

中医临床,需要参考前人经验,但有时这些经验,也会让你视野局限,这就是所谓的"成见""陈说"。所以,临床用方,还真需要一种活泼虚怀的心境,才能识得方证。

2012-09-11

麻黄附子细辛汤治疗睡眠障碍

Y女士，1966年生。睡眠障碍，日夜颠倒两个半月，而且不知何故；上个月，月经淋漓不净20余天。两下肢浮肿，脉沉弦，舌苔湿润，舌质嫩红。与麻黄附子细辛汤加干姜、甘草。药后睡眠大好，能睡到自然醒，而且白天精神抖擞。

H女士，1978年生。睡眠障碍，入睡困难，而且梦多，伴腰痛如坠；并诉月经40余天不至，白天人极困倦，遇冷即腹痛。与麻黄附子细辛汤加桂枝、干姜、甘草。药后3天，月经即来潮，睡眠安然。

日出而作，日落而息，自从盘古开天地，人类无不如此生活节律，何以颠倒？其中必有障碍。障碍在哪里？依《伤寒论》看，在少阴，所谓"少阴之为病，脉微细，但欲寐也"。"欲寐"，就是那种似睡非睡，精神萎靡，困倦思睡而不得的状况。障碍是什么？中医说是"寒"。因为许多患者怕冷无汗，并伴有头痛、腹痛、腰痛、牙痛等，有些女性还有闭经，这种状态，犹如人处数九隆冬、冰天雪地之中一般。而服用麻黄附子细辛汤后，往往周身温暖，或微微汗出，通体舒坦。这个时候，人体也会恢复原有的平衡，睡意自然降临。

麻黄附子细辛汤是少阴病的代表方之一。麻黄、附子、细辛三药，均为辛温药，具有发汗、止痛、散寒、温经、通窍等功效，倘若对证，此方取效神速；若不对证，会有小毒。那么，如何才能对证？我的经验是必须看人。其人必定疲惫无神，而且大多恶寒无汗，其中"无神"两字最为重要。

麻黄附子细辛汤可以单用，也可适当加味。通常我加些桂枝、干姜、甘草，一来解毒增效，二来调味健胃。此方用量不必过大。如上两案，不过麻黄10g，制附子15g，细辛10g而已。

2012-09-20

乌梅丸治久利

鲍，55岁。2012年2月26日初诊。肤黄口唇黯，神情烦愁；夜半腹泻多年，时有失禁；胃脘胀痛时作，伴嗳气泛酸水，胸骨后火辣灼热不适；夜有手指麻痛。平素性格急躁；既往有胆囊炎、右耳鼓膜修补术史。胃肠腔镜提示：浅表性胃炎、结肠炎。舌淡红而黯，舌根苔腻薄白；心下压之不适。处方：乌梅30g，制附片10g，干姜10g，肉桂10g，花椒5g，北细辛5g，党参15g，当归10g，黄连3g，黄柏10g。5剂。水煎。每服2～3剂停2天。服药10剂后腹泻完全不发作，胃胀痛及嗳气泛酸减轻，手麻缓解，但大便欠畅，晨起手胀。

陈某，女，72岁，身高158cm体重40kg。唇暗紫，目睛有神，全口假牙。2011年8月30日初诊。晨泻3年，伴有腹痛肠鸣，稍多吃即泻，诊为慢性肠炎。经常心胸不适，时有泛酸，出汗烘热；脉弦有力，舌质暗淡，舌苔白。有胸膜炎、中耳炎史。乌梅20g，黄连3g，黄柏6g，当归6g，党参10g，北细辛3g，肉桂10g，制附片5g，川椒5g，干姜6g。7剂，每剂服2天。9月21日复诊：腹痛、腹泻好转，腹部无压痛；偶有心烦。原方续服，每剂服2天，休息1天。11月8日三诊：腹痛、腹泻已止，能进苹果、肉食，但仍有烘热，口腔易有溃疡，头痛。原方加甘草3g，服法同上。

贺某，女，60岁，身高153cm，体重50kg。2012年9月3日初诊。2005年胆囊切除术后一直腹泻，便前腹痛，泻后缓解，每天

1～3次不等；腹部冷，入夜难寐，至凌晨两三点心烦汗出，口干口苦；面黄，脉弦大搏指。胃镜提示：胆汁反流性胃炎（20100607）。乌梅20g，黄连5g，黄柏6g，党参10g，当归10g，细辛3g，肉桂10g，制附子5g，干姜5g，川椒5g。水煎，服3天停2天。9月17日复诊：腹泻止，心胸舒畅，睡眠改善。原方川椒减至2g，入蜂蜜一匙，嘱继续服用2周。

以上是我近期使用乌梅丸治疗慢性腹泻的三则验案。乌梅丸是《伤寒论》治疗蛔厥的专方，"又主久利"。这种腹泻多为痛泻，而且时间较久；同时伴有反流，或胃痛吞酸，或嗳气腹胀；腹泻或反流多发在夜半或凌晨。此病多见于中老年女性，其人多有烦躁焦虑，或不眠；其人多黄瘦，或青黄中浮红，其脉弦硬大而搏指，手足多冰凉。

乌梅丸所主治的腹泻很有特征。与四逆散证、半夏厚朴汤证比较，其腹痛明显，烦热更明显；与葛根芩连汤证、黄连汤证比较，葛根芩连汤证无反流，黄连汤证无厥冷，许多患者有胆囊病，似乎有用大柴胡汤的机会，但其痛在腹而非心下。而其脉多弦硬而大，则与四逆汤、附子理中汤证相去甚远。乌梅丸的病机是复杂的，寒热虚实、升降浮沉似乎都是混乱的、错杂的，于是，乌梅丸的组成也是寒热相伍，苦、辛、酸、甘四味俱全。虽然说，其中乌梅止呕，黄连、黄柏除烦止利，当归、细辛、川椒止痛，附子、干姜、肉桂、人参温中，但其中药物配伍后的作用，是很难用单味药的药效来解释清楚的。我们姑且将乌梅丸看作一味药，乌梅丸证也看作一个病，那就叫"乌梅丸病"，或名"WMW综合征"。当然，这个病在《希氏内科学》里是找不到的。

2012-09-30

青睐当归芍药散

当归芍药散是《金匮要略》中治疗妇人腹中痛的方，药不过六味：当归三两，芍药一斤，川芎半斤，茯苓四两，泽泻半斤，白术四两。上六味，杵为散，取方寸匕，酒和，日三服。方寸匕为古代量器，是以古尺正方一寸所制，一方寸匕的容量，约等于现代的 2.7mL。其重量，草木药末为 1g 左右，金石药末为 2g 左右。就这么丁点粉末，却是千百年来中国人治疗妇人孕期产后调经的好方。

先说那年，Z 女士高龄怀孕已经 5 个月，但经常右腹痛，原因不明，因其堂妹为我学生，遂来吃中药。其人原籍山东，个子壮实，无明显不适，唯有面部轻度浮肿貌。与当归芍药散改汤。服药当夜，即觉胎儿一动，右腹部疼痛旋解，而且，全身轻松。此方一直服到生产，产下一健康女婴，医院评分 10 分！现孩子已经是一名聪明伶俐的中学生。

再说治疗一位 IgA 肾病患者，来自浙江衢州。她在医生告知怀孕有风险的情况下，毅然决然选择生下这个孩子。在怀孕 7 个月的时候，出现妊娠高血压综合征。这个病非常危险，高血压、浮肿、尿中有蛋白等，严重的可发生抽搐、昏迷及心肾功能衰竭。她来到我的门诊，希望中医治疗。望着她坚毅的神情，我理解这位母亲的心情。我开出当归芍药散原方。4 个月后，这位母亲再次出现在我的面前。她脸色红润，怀抱一个满月的健康男婴。她告诉我，"妊高征"控制了，孩子足月生产。

当归芍药散是传统的养胎方。日本尾台榕堂经验："怀妊已累月，胎萎缩不长，腹中拘急者，宜用此方。"（《类聚方广义》）日本现代汉方家细野史郎先生说本方可以治疗习惯性流产，孕妇服用本方可以预防妊娠肾病综合征的发生。他还说，孕妇服用本方不仅有利于轻松分娩，而且胎儿非常健康，以后的生长发育也很好（《汉方医学十讲》）。

当归芍药散不仅用于围产期保健，也能用于调经、润肤、美容。比如女人痛经，用酒调服最好；女人月经量少或闭经，可以单用或配合葛根汤。特别是女人的黄褐斑，服用当归芍药散也常常有喜人的效果。还有，当归芍药散与小柴胡汤合用，可以治疗女人常见多发的各种自身免疫学疾病，比如桥本病、干燥综合征、类风湿关节炎、自身免疫性肝病、红斑狼疮等，这方面的经验，我有专文介绍。

临床用当归芍药散，可按照原书比例（当归 1g，芍药 4g，川芎 2g，茯苓 1g，泽泻 2g，白术 1g）打粉，每次 5g，每日 2 次。用米酒调服，如果用红葡萄酒、黄酒调服更好，特别是有痛经时；如果不喝酒者，也可以选用米粥、蜂蜜、酸奶调服。我妻子的经验，用原味酸奶调服，不仅不会被药粉呛喉咙，而且味道好极了！

当归芍药散，如此中华好方，不得不让人青睐啊！

2012-10-02

别小看麻杏石甘汤

上月初，我在南京状元楼大酒店参加经方年会，一位外地会议代表求助，说她的孩子咳喘发热，在儿童医院急诊室诊断为毛细支气管肺炎，嘱立即住院，否则有生命危险。问我能否不住院改吃中药？我说可以。孩子随即被从医院抱来酒店。孩子不满周岁，大头大脸，营养状况好，但不时咳嗽，出汗很多，不断哭闹。我立即判为麻杏石甘汤证，当即处方：生麻黄 10g，生石膏 50g，杏仁 15g，生甘草 10g。让药房急煎成 300mL，嘱每次服 2～3 汤匙，2 小时 1 次。孩子家长傍晚取到药，到晚上 9 点多时，我收到短信反馈，说孩子服药 2 次后咳喘好转，已经安然入睡。第 2 天下午，孩子被抱来会场，小家伙已经神气活现。

麻杏石甘汤治疗肺炎并不稀奇。此方本来是治疗热喘的代表方，关于此证的特征，《伤寒论》有"汗出而喘"的经典表述。近代医家用来治疗麻疹肺炎、大叶性肺炎等各种肺炎，不仅起效快，而且费用低。想当年，非典型性肺炎肆虐之时，麻杏石甘汤应该可以横刀立马出阵迎战，但很多医生不信任它。不过也难怪，从西医的角度看，方中无一味是抗菌药，怎么能治疗肺炎呢？说实话，用经方是不讲道理的，只看看当下的病人是何等样反应，所谓方证相应就行。这是古人的智慧。

还有，本案用的是原方。当今中医用经方，喜欢加减，好像不加点药，不放心，也不能显示自己高明的辨证论治的艺术。于是，就是用麻杏石甘汤治疗咳喘，也常常要在方中加入鱼腥草、黄芩、连翘、金荞麦、桔梗、旋覆花、金银花等等。其实，很多情况下，加味是无用功。药味多并不意味着药力的强化。使用天然药物，讲究组合到位，处方的结构决定处方的疗效。经方，就是浑然天成的最佳药物结构。可别小看这区区4味药的麻杏石甘汤哟！

2012-12-08

为何不见真武汤证

　　10月在江阴治疗一位老妪，体瘦肤黄，行走蹒跚；述说头晕头昏、右手震颤、手脚欠灵活年余。病情始于老伴去世后，心情抑郁，平时易悲伤掉泪，入夜难眠，怕冷。西医检查无异常。我先用柴胡加龙骨牡蛎汤3周，无效，依然头晕欲仆。复诊根据真武汤证的"头眩，身𣊹动，振振欲擗地"经典方证，用真武汤原方：制附片15g，白芍15g，白术15g，茯苓15g，干姜10g，7剂。诸症明显减轻，气色也大大好转。

　　为何不见真武汤？是思维定式作怪。先前之所以用柴胡加龙骨牡蛎汤，是考虑其精神创伤的诱因以及抑郁倾向，并受柴胡加龙骨牡蛎汤为健脑方的影响，因而忽略了其头晕、震颤的突出主诉。头晕、震颤是病，而失眠抑郁是体质状态。病在，当先治病；病去，方能调体；或者治病病不去，也能调体。这也就是急则治其标，缓则治其本的原则。

　　为何又见真武汤？是初诊失效后让我重新凝神细察，重新调整思路。常熟名医曹仁伯先生有言："凡少年人看病，心中必谓天下无死症，如有死者，总由我功夫不到；一遇难处，遂打起精神，与他格算，必须万全而后止。学医者，不可无此兴会。"看病到这种状态，脑子里储存的信息才能迅速调出。看病，不是买菜，不能不认真细致，因为每个病人都是一个科研题。

2012-12-09

茯苓桂枝五味甘草汤治心衰

最近，助手告诉我，那位患有特发性肺动脉高压的少年病情稳定了，咳喘平，腹水退，下肢浮肿消失，心律虽然不齐，但心率已经减为 80 次。我很高兴。

这位少年是我特别关注的病人。他自幼有哮喘，后经常发作。检查提示：肺动脉高压（90mmHg），右心扩大，二尖瓣、三尖瓣轻度反流，肝肿大。被诊断为特发性肺动脉高压，支气管哮喘。这几年发作频繁，导致退学在家，每夜不得平卧，动则喘促。去年年初开始在我门诊治疗，我用桂枝茯苓丸加丹参、川芎、牛膝，症状逐步好转，能下楼活动，大家都非常欣喜。不料去年年底感冒发热，咳喘大作。我先用小青龙汤去麻黄，症状有好转；改用木防己汤，症状加重，咳喘痰多，整夜无法平卧，复诊时竟然坐轮椅进入。少年精神萎靡，脉数无伦，而且腹大如鼓，下肢浮肿，心功能极差！我改用如下配方：茯苓 30g，桂枝 30g，五味子 10g，生甘草 5g，干姜 10g，细辛 5g，红枣 30g，白芍 15g。服药后当夜咳喘即缓，后此方白芍改为赤芍，5 天一转，连续服用半个月，病情完全稳定。

肺动脉高压是各种原因引起的静息状态下右心导管测得的肺动脉平均压 ≥ 25mmHg 的一组临床病理生理综合征。肺动脉高压可以作为一种疾病而独立存在，更常见的是很多疾病进展到一定阶段的病理生理表现。由于肺血管重塑引起肺循环血流动力学改变，最终可导致右心衰竭，甚至死亡。

在我的门诊上，肺动脉高压不是很多，但还是可以见到的，特别是那些患有咳喘宿疾的中老年人，气喘吁吁，唇暗面紫的，我经常用桂枝茯苓丸加味治疗。少年的肺动脉高压唯此1例。按照方证相应的原理，少年眼圈黑、舌底静脉稍曲张，下肢皮肤暗浮肿，我依然用桂枝茯苓丸加味，效果依然满意。但这次大发作，是外感引发肺部感染，心衰加重，咳喘不休，痰多腹水，桂枝茯苓丸就难以控制了，最终以经方茯苓桂枝五味甘草汤迅速控制了病情。

茯苓桂枝五味甘草汤简称苓桂味甘汤，是一张治疗充血性心力衰竭的有效方。此方见于《金匮要略·痰饮咳嗽病脉证并治》，用于那种"咳逆倚息不得卧"的患者在服小青龙汤后，出现"多唾口燥，寸脉沉，尺脉微，手足厥逆，气从少腹上冲胸咽，手足痹，其面翕热如醉状，因复下流阴股，小便难，时复冒者"。以上描述，与充血性心力衰竭的临床表现十分相似。以往的经验，对于右心衰的患者，茯苓桂枝五味甘草汤单用就有效，但我还经常加入红枣。如果咳喘痰多清稀，也可以加干姜、细辛；舌紫、目暗黑，加赤芍；肌肤甲错、便秘，加桃仁。

此案之所以值得总结，是因为患者在发作期间未住院，也未输液及服用抗生素，只是加服双克等利尿剂。这说明经方可治疗急症重症。另外，病家的配合十分关键。经过治病求医的艰难历程，这位少年和父母已对经方坚信不疑，所以，虽然病情严重，面对病人和家属信任的目光，我依然能够敢于用中药应对。可见，优良的医患关系对于临床疗效的获得是何等重要！

2013-01-08

经方医的视角

最近接诊两位乳溢症患者，均为30岁左右的女性，一用桂枝加龙骨牡蛎汤，一用半夏泻心汤，而近期效果均满意。

T女士，长脸，消瘦，面色黄白，口唇干燥，舌淡苔薄。诉断奶5个月，双乳依然漏奶；易疲劳，易惊，梦多，常有灵魂出窍感；平时大便干结。产前月经三月二行，产后一两个月就来月经；一个月前流产史。追溯病史，2006年曾确诊垂体微腺瘤，曾服用溴隐停治疗。处方：桂枝15g，白芍15g，生甘草5g，龙骨15g，牡蛎15g，干姜10g，红枣30g，15剂。每周服5剂。3周后复诊，告知此方服用2周，漏奶现象有很大好转，现不挤压基本已不漏奶了。

某女士，体型中等偏胖，圆脸，面色潮红，唇厚红。她主诉双侧乳房溢乳，月经周期30～45天。有反胃，失眠，大便不成形，易口腔溃疡，关节酸胀不适；舌红苔黄，脉滑。处方：黄连5g，黄芩10g，党参15g，姜半夏15g，生甘草5g，干姜10g，红枣20g，10剂，隔天1剂。4周后复诊，说服药2天溢乳即消失，后反胃、失眠等好转，口腔溃疡至今未发。

乳溢症（galactorrhea）是非产褥期或停止哺乳半年后妇女出现的乳房自溢现象，根据发生的对象不同，有3种情形：Chiari-Frommel综合征（Mendel命名，1946）病人以产后或断奶后起病为特征；Argone-Castillo综合征（Argonz命名，1953）其发病与妊娠无关；Forbes-Albright综合征（Forbes命名，1951），患病者溢乳伴发垂体瘤。3种发病状况不同，但均具备下丘脑–垂体功能失衡的病理特点。西医通常对有垂体瘤的进行手术及放射线治疗，药物疗法通常是选用溴隐亭、甲状腺素、性激素等。经方医治疗此病，没有如此认识，更没有专方，只是寻找患者的个体特征以确定方证，并配以相应的经方。

　　T女士的乳溢症，发生于哺乳后，并有垂体瘤，但这些都无助于选方。我用桂枝加龙骨牡蛎汤的依据，一是白瘦憔悴；二是睡眠障碍，梦多易惊恐；三是大便干结。某女士的乳溢症，与哺乳无关，也没有发现垂体的病变，是否属于Argone–Castillo综合征，也不得而知，但不影响我选方。她有明显的半夏泻心汤证，如反胃，如口疮，如便溏，如失眠等，而且体型体貌也与T女士迥然不同。在我的眼睛里，虽然两人都是乳溢症，但所患的疾病应该是两个，一个是"桂枝加龙骨牡蛎汤病"，另一个是"半夏泻心汤病"。这就是经方医的视角。

2013-01-28

当归四逆汤与乌紫病

当归四逆汤是古代治疗四肢厥冷的著名经方，经典方证为"手足厥寒，脉细欲绝者"（《伤寒论》351 条）"其人内有久寒"（《伤寒论》352 条）。我常用本方治疗冻疮、血管炎、乳房疼痛、类风湿关节炎、动脉粥样硬化等，有改善症状的效果。临床发现，这些病人除了有冷痛的特征外，大多有肢体末端青紫。举例如下：

J 女士，48 岁。因"双小腿及前臂网状青癍 8 年余"在四川华西医院住院被诊断为血管炎、动脉粥样硬化。2011 年 12 月 19 日初诊：身高 165cm，体重 70kg，体壮，面暗红，鼻子青紫，周身紫癍，特别是两足趾发紫，右足小趾溃疡，遇冷疼痛，夏季好转，遇热瘙痒，五官痒，全身痛，舌质暗红。处方：当归 10g，桂枝 10g，肉桂 10g，白芍 10g，赤芍 10g，北细辛 10g，生甘草 5g，干姜 5g，红枣 20g，通草 5g。7 剂。2012 年 2 月 9 日复诊：足趾发紫改善，周身紫绀也好转，右足小趾溃疡收口，全身痛亦有减轻。原方续服。3 月 12 日三诊：足趾发紫情况明显改善，停药，足趾疼痛缓解，天热五官皮肤痒，牙龈肿痛。原方加荆芥 20g，防风 20g，柴胡 20g，每周服 5 剂，20 剂。

N 先生，57 岁，身高 166cm，体重 75 kg。形体壮实，面色偏暗青灰色。2012 年 7 月 31 日初诊：全身关节游走性疼痛 7 年。西医诊断为类风湿关节炎。肢冷，足麻，下肢青紫，手指末端也发紫；脉缓，脉搏 60 次 / 分。处方是麻黄附子细辛汤合当归四逆加吴茱萸生姜汤：生麻黄 10g，制附片 15g，北细辛 5g，桂枝 15g，白芍 15g，当归 15g，生甘草 5g，干姜 10g，红枣 30g，吴茱萸 5g，餐后日 2 服，每周服 5 剂，10 剂。

8 月 18 日复诊：服药后足部麻木感减轻，疼痛大为好转，食欲佳，大便偏稀，只服白芍总苷片，脉搏 74 次 / 分。原方加生黄芪 30g，肉桂 5g，服法同上，15 剂。

2012 年 9 月 8 日三诊：服上方关节痛基本无，下肢足胫部皮肤颜色转红活，下肢仍麻。脉率 60 次 / 分。原方续服 20 剂，服法同上。10 月 23 日四诊：疼痛大有好转，偶发则一二天即缓解，左下肢皮肤色素沉着，皮下有结节；舌淡红，苔黄厚腻，脉沉缓，脉率 72 次 / 分，原方续服至 11 月 20 日五诊：右脚麻木减轻，肤色转红活。

这种青紫，不是瘀血证，是寒证。"手足厥寒，脉细欲绝"，提示血管收缩，局部供血不足。由于种种原因导致动脉血管收缩，微血管和静脉血管相对扩张，组织中血液含氧量下降，所以皮肤呈蓝紫色。当归四逆汤治疗的病人，大多手足冰冷，麻木、冷痛，覆被加热不易转温，夏天亦阴冷异常，甲色、唇色、面色或苍白或青紫，特别是青紫的特征明显。记得陈瑞春先生有用当归四逆汤治疗一例"乌嘴病"，患者每遇寒冬，则口唇、鼻梁、耳廓、两手指掌关节均紫黑，春暖以后方缓解。用当归四逆汤 25 剂而愈，次年也未复发（《陈瑞春论伤寒》）。按陈先生的命名法，那 J 女士是"乌脚病"。N 先生是面色、四肢均青紫，那就是"乌紫病"。我觉得，用乌紫病描述这种病证，更为客观。乌紫病，是对当归四逆汤方证的另一种描述。

　　乌紫病，在冻疮、血管炎、冷症、雷诺等疾病中特别常见，而只有出现乌紫的情况下，用当归四逆汤才比较有效。而乌紫变为红活时，也是疾病向愈的一个标志。

2013-01-31

还是那方治口糜

周二的门诊上，来自六合区的 H 先生带来了好消息。10 剂药下去，困扰他 13 年的口腔黏膜糜烂疼痛居然大大好转了！年近六旬的他患的是口腔扁平苔癣，两颊内侧黏膜通红、疼痛，影响进食和睡眠。看他面色潮红，舌质暗红舌苔干腻，脉弦滑。我断为热证。处方：黄连 5g，黄芩 15g，黄柏 10g，栀子 10g，制大黄 5g，生甘草 20g。水煎服，每天临睡服 1 次，每剂服 2 天。H 先生高兴地告诉我，现在右侧黏膜已经不痛，舌头舔上去也非常光滑。我检查了一下，其左侧的黏膜也只有遗留黄豆大一块糜烂面，而上次足足有一元硬币大小呢！

这张治疗口腔扁平苔癣的方，我已经用过好几例，效果都不错，但只是适用于那些火旺的患者。其人大多面色红，局部充血，大便干结，口干口苦，失眠，舌头瘦小坚老等。而如果面色黄、肌肉松软、大便不成形、舌体胖大者，就不适宜了，这个时候，我通常使用五苓散。H 先生，是火体，所以，治他的口糜，方还是那方，效也是那预期的效。

这张治疗口糜的方，是黄连解毒汤合大黄甘草汤。方中甘草的用量达 20g，黄芩达 15g。甘草是黏膜修复剂，对于口腔黏膜、胃黏膜、阴道黏膜出现糜烂充血者，非大量不可；黄芩能抑制黏膜充血，对嘴唇通红，或出血深红者，比较适合。这个剂量，我不敢轻易变动。想要在临床观察，必须对处方相对固定；如果方子变换不定，加减繁多，中西药混杂，又如何能观察疗效？临床经验焉能积累？我的许多经验，就是这样来的。H先生还高兴地说，这方便宜，10剂药，仅花了58元！他还说，经方好，方小效果好，我们老百姓吃得起！

2013-02-01

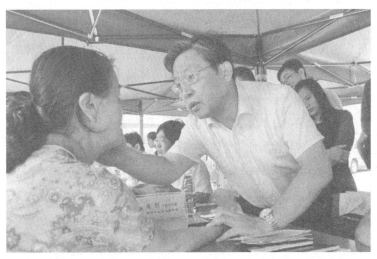

义诊（2016年8月于无锡市区）

小方芍药甘草汤

上周门诊上，有糖尿病的老 Z 高兴地告诉我，他烦人的夜间小腿抽筋消失了。方子很简单，就是芍药甘草汤：白芍 50g，生甘草5g。他说当天晚上服药后，近月来再没有发过。他连连说：这方真是神了！

芍药甘草汤治疗脚抽筋是张仲景的经验。《伤寒论》上就说芍药甘草汤治疗"脚挛急"，而且起效快，说服药后"其脚即伸"。后世沿用，屡有验证。所以《朱氏集验方》竟改芍药甘草汤方名为"去杖汤"！ 脚抽筋是俗称，医学术语为腓肠肌痉挛。这不仅仅是局部的病变，往往也是全身性疾病的局部表现。我曾发现一些肝病患者可以出现严重的脚抽筋，用芍药甘草汤及其加味方后，脚抽筋好转，肝病也得到控制。此外，有些糖尿病、支气管哮喘、坐骨神经痛、腰椎间盘突出、肾结石急性发作、肺动脉高压、高黏血症等患者，也有类似情况。患者不仅有脚抽筋，还有下肢发凉、走路疼痛、局部皮肤发暗浮肿、脚底开裂等。所以，我在临床上也将脚抽筋及其附带下肢的症状作为使用芍药的一个指征。

芍药甘草汤治疗脚挛急，其实也不仅是下肢肌肉的拘急痉挛，患者的腹肌也会表现得紧张，用手按压腹部，常常感到肌肉发硬。日本古方家吉益东洞的经验："腹皮挛急按之不弛。"即腹直肌挛急，或腹壁虽弛缓，腹底肌肉却呈拘急之状。如《建殊录》记载："云州医生祝求马，年可二十，一日，忽苦跟痛如锥刺、如刀刮，不可触近，众医莫能处方者。有一疡医，一位当有脓，刀辟之，亦无效矣。于是迎先生，诊之，腹皮挛急，按之不弛，为芍药甘草汤饮之，一服，痛即已。"腹皮挛急，是指腹肌比较紧张，而腹肌的紧张，也往往提示其他肌肉也容易紧张甚至痉挛。含有芍药甘草汤的小建中汤，就专治腹中痛，《苏沈良方》说此方"治腹痛如神"。这种腹痛有何特点？仲景说的"腹时痛""急痛"，也就是那种痉挛性的腹痛。所以，许多不明原因的脐腹部腹痛，就可以用芍药甘草汤或小建中汤。

我治疗过敏性紫癜，常常用小建中汤，原因就是患者常有腹痛，而且是痉挛性腹痛。芍药甘草汤原方的用量是芍药、甘草各4两，后世医家则常根据临床调整比例，如《朱氏集验方》调整为6∶1，《伤寒论方解》调整为5∶2至2∶1，我常用3∶1或6∶1。老Z有糖尿病，顾虑甜食，所以甘草仅用5g，居然也有效。

芍药甘草汤方小，但效果非常好，当然，前提是方证相应。可惜的是，此方在医院处方中已经很少见到了，原因就是方小。真是当今怪事！

2013-03-06

小柴胡汤治便秘

某男，32岁，身高176cm，体重仅55kg。其人面色发青，眼圈发暗。2013年1月25日来诊：主诉便秘15年，起初3～4天一次，后来发展为4～5天一次，8年来通便均依赖开塞露、膳通等药物或保健品，即便如此，每次大便也需蹲25分钟左右，其大便细软不干。我据其体格瘦弱，且入夜难眠、心悸、乏力等症，定为抑郁性便秘。处方为小柴胡汤合桂甘龙牡汤：柴胡20g，黄芩10g，姜半夏15g，党参15g，生甘草5g，桂枝15g，龙骨15g，牡蛎15g，干姜5g，红枣20g，嘱隔日服1剂。3月12日家人来续方喜告：药后大便2日一解，已不需泻药和开塞露。

小柴胡汤治便秘，经典有明训，后世医家也多有验证。《金匮要略·妇人产后病脉证治》有专门论述："产妇郁冒，其脉微弱，呕不能食，大便反坚，但头汗出……小柴胡汤主之。"宋代伤寒家许叔微《伤寒九十论》记载一案：酒家朱三者，得伤寒六七日，自颈以下无汗，手足厥冷，心下满，大便秘结。医者见其逆冷，又汗出满闷，以为阴证。予诊其脉沉而紧，曰：此证诚可疑。然大便结者，为虚结也。安得为阴？脉虽沉紧，为少阴证。然少阴证多矣，是自利，未有秘结。予谓此半在表、半在里也。投以小柴胡汤，大便得通而愈。近代岭南伤寒大家易巨荪有案：医家吕妻，产后数月，大便难，呕不能食，微眩晕。医者用补药未效。延余诊，主以小柴胡汤，柴胡用至八钱。举座哗然，以为服此方必死。其叔知医，力主服余方，谓古人治产妇郁冒，原有是法。一服即愈。

便秘的原因很多，有器质性的、也有功能性的，但更多是两者兼而有之的。从前面几个案例看，小柴胡汤治疗的便秘，应该是一种比较复杂的功能性的便秘，而且大多伴有抑郁或焦虑等精神心理障碍。《金匮要略》用小柴胡汤治疗产妇郁冒。郁，指其人心情压抑意欲低下；冒，指头昏眼花。呕不能食、但头汗出等，很可能是抑郁或者焦虑导致的躯体症状。许叔微治疗的便秘，是疑似伤寒的抑郁症，上腹部烦闷不适，怕冷畏寒，手脚冷，但头汗出，脉象沉而紧，也是抑郁症常见的症状。

小柴胡汤本来就有治疗抑郁症功效，从其主治的"往来寒热，胸胁苦满，默默不欲饮食，心烦喜呕"来看，患者处在一种意欲低下、默默少语、表情淡漠的抑郁状态。可能是抑郁状态的解除，从而恢复了正常的排便功能。毕竟排便反射是一个复杂的综合动作，需要许多神经肌肉的协调动作方能实现，在抑郁状态下，任何一个环节出现消极怠工，都可能导致排便反射的迟缓或麻痹。小柴胡汤作用的应该是整体而不是局部，其层次更高。对于这种作用，用唐宗海先生的话来说，就是"此方乃达表和里、升清降浊之活剂"。

便秘是临床常见症状，据说便秘在人群中的患病率高达27%，患者对通便中医药的需求也很高。但是，经方没有通治便秘的神方，必须分析便秘的原因和环节，分别给以个体化的治疗方案。经方中，大承气汤、桃核承气汤、麻仁丸、大柴胡汤可通便，芍药甘草汤、桂枝茯苓丸、当归芍药散、柴胡加龙骨牡蛎汤、栀子厚朴汤、四逆散等也能通便，甚至四逆汤、麻黄附子细辛汤都能治疗那些顽固性便秘的！秘诀何在？还是《伤寒论》上的那句话：观其脉证，知犯何逆，随证治之。关键是那个"证"。

2013-03-14

经方通便 4 例

W 女士，66 岁。因顽固性便秘求方。有便秘史 2 年，大便每三五天一解，其粪块如栗，每次虚坐努责，必用泻药或开塞露才得一便，痛苦不堪。其人偏瘦，容易口腔溃疡，舌尖经常疼痛。余无所苦，体检也无大病。与芍药甘草汤加味：白芍 60g，生甘草 10g，生麦芽 30g，水煎，每天 1 剂。两周后来诊，喜形于色，说大便已经每天一次，呈条状，口腔溃疡以及舌痛消失。

某老妇，患便秘多年，某老先生用生白术、郁李仁、火麻仁等，近年不效，十分痛苦来索方。视其体格壮实不虚，按其上腹部饱满，径用大柴胡汤原方：柴胡 20g，黄芩 10g，姜制半夏 15g，枳壳 15g，白芍 15g，制大黄 10g，干姜 5g，红枣 15g。与 7 剂，大便即畅行。后一直很好，偶有不畅，服原方即效。

某老干部，身患糖尿病、高血压、心脏病、前列腺肥大，体壮肚硕，但为便秘所苦，每次大便如大病一场。来诊时两下肢麻木疼痛，只得轮椅移动，并抱怨阳具萎缩。视其两下肢按之如泥。与桂枝茯苓丸合四味健步汤：桂枝 15g，茯苓 15g，桃仁 15g，赤芍 15g，丹皮 15g，川石斛 15g，丹参 15g，怀牛膝 30g。嘱每日 1 剂。数月后来诊，喜告大便畅行，浮肿大消，多年痛苦得以缓解。

一 31 岁的女子，习惯性便秘 20 余年。因产后体重增加明显而来调理。其人眼胞肿，皮肤黄，面部散在黄褐斑；吃淀粉类食物易返酸，经前乳胀，无痛经，特别怕冷；唇淡红，舌体偏胖，舌质暗淡。我与方当归芍药散改汤，重用白芍 60g，外加姜、桂，服 7 剂大便即通畅，停药后亦无反复。

慢性便秘一症，虽暂时无生命危险，但严重影响生活质量，患者十分痛苦，医生不能不关注。经方治疗便秘，方药甚多，大抵根据整体状况调治，因为便秘表现在局部，病根在整体。案一是痉挛性便秘，芍药甘草汤可解脚挛急，也能治疗肠道的痉挛便秘；案二是典型的大柴胡汤体质，壮实而上身饱满，心下按之满痛，属实属热，补益润肠无效；案三是桂枝茯苓丸体质，瘀血在下半身，活血即能通便；案四是当归芍药散体质，气、血、水不调，而白芍必重用。一是原方中芍药用量最大，达一斤；二是芍药外号"小大黄"，通便也是其特长。以上四案，仅是例案而已，旨在说明经方通便不靠泻药，靠的是体质的调整，所谓"治病必求其本"。

2013-03-29

温经汤治痤疮

Z女，30岁，体型中等偏胖，2011年12月4日初诊。备孕1年尚未成功，月经周期欠规则，痛经严重。因其背部痤疮，而且脐周及下肢体毛重，用防风通圣散加减3个月，无效。2012年3月20三诊，因其基础体温偏低，背部痤疮，月经先期，易便秘，改用温经汤加麻黄：吴茱萸5g，党参10g，麦冬15g，姜半夏10g，生甘草5g，桂枝10g，白芍10g，当归10g，川芎10g，丹皮10g，阿胶10g，干姜5g，红枣20g，生麻黄5g，每剂服2天，15剂。2012年5月12日复诊，背部痤疮消失，月经基本正常，体温呈双相。

S女，30岁，身高164cm，体重53kg。痤疮史2年。2013年1月在某医院服用清热解毒药后，痤疮爆发，几乎满脸，脓头多，色暗红。2月26日初诊，用荆防败毒散7剂。3月5日复诊，痤疮依然如故，因诉说月经量少，检测发现雌二醇水平偏低，改用温经汤加麻黄、葛根，桃仁，14剂，每日1剂。3月30日复诊，痤疮已经隐去，摸之皮肤已经光滑。月经16日至，量较前增加一倍。

Z女，33岁，身高160cm，体重46kg。2013年2月24日初诊：月经量少1年余，痤疮史10月。痤疮以下颌为多，皮肤干，冬天瘙痒。用温经汤原方，服用1月，面部洁白如初。

温经汤治疗的痤疮，都是体型中等偏瘦的女性，性格开朗，肤色白但少光泽，口唇干而不厚，手足皮肤干燥，月经量少或闭经。通常用原方即可。如体型偏胖者，或痤疮在背部者，或有脓疱者，可加麻黄、葛根等；如疮体硬结色暗者，可加桃仁。

痤疮其实是一个症状，病因复杂，可用的方也很多，葛根汤、桂枝茯苓丸、当归芍药散、荆芥连翘汤、防风通圣散、柴胡加龙骨牡蛎汤、大柴胡汤、八味除烦汤、桂枝汤等均有应用的机会。近来发现女性痤疮患者中温经汤证也不少见。其发病原因可能与月经不调、性激素水平变化有关。

2013-04-03

泻心汤与血小板无力症

昨天我收到 M 医生的短信，告诉我那位鼻衄、齿衄的陈姓女孩病情得到有效控制，近两周来出血症状基本消失，大便正常。我很高兴。

那是个 11 岁的女孩，我今年 3 月 31 日在无锡接诊。孩子出生后 5 月即反复出现不明原因鼻出血、牙龈出血，直至 2009 年出血症状加重，在苏州某院确诊为血小板无力症。近 3 年来长期接受中药治疗，有些效果，但依然经常出血。出血严重时，鼻子出血呈喷射状。去年以来因失血性贫血而输血 3 次，2013 年 3 月 28 日血常规：白细胞 $7.0 \times 10^9/L$，血红蛋白 57g/L，红细胞 $3.27 \times 10^{12}/L$，血小板 $170 \times 10^9/L$。当天上午再次输血后来门诊。家人诉说最近几乎每天晚上都有牙龈出血。孩子形体适中，面色浮红，脉滑而有力。询问得知其大便干结如球状，口不渴，易汗，皮肤碰擦后即出现紫斑，搔抓后皮肤即出现出血点，无腹痛；脾气急躁，易激惹。其父还拿出一大叠处方笺，方很大，是牛角地黄汤以及大量清热止血炭类药物。这是个典型的泻心汤证。我随即处方：生大黄 6g，黄连 3g，黄芩 6g，10 剂。每天 1 剂，沸水泡服，分 4～5 次服完。每周服用 5 天。M 医生告诉我，孩子父亲欣喜和感激之情溢于言表，大赞经方神奇；说此方药少而效果好，每剂药不过 1 元 7 角！还说，这三味中药之前的方子里也曾吃过，为什么没有效果？M 医生答：这就是经方，两千多年前的经典配方！如果加的药多了、杂了反而无效；他似有所悟，并说到他姑姑的孙子也因不明原因出血，在去年确诊为该病。随后再配 15 剂泻心汤满意而去。

血小板无力症是一种少见的遗传性出血病，本病是由于血小板膜糖蛋白Ⅱb（GPⅡb）和（或）Ⅲa（GPⅢa）质或量的异常引起，导致血管损伤处血小板血栓不能形成，发生出血不止或瘀斑。查血小板计数正常，出血时间延长，血块收缩不良或正常。往往在幼年期即有出血表现，如出生时脐带出血、皮肤瘀斑、鼻出血、牙龈出血，外伤、手术和分娩异常可引起严重出血。目前尚无根治办法，西医只有对症治疗。这次我们用泻心汤取得近期效果，值得关注。

泻心汤是经典的止血方，我多用于上消化道出血、气管出血、五官出血以及颅内出血等上部出血以及血小板减少导致的肌衄。只要患者没有虚寒体征，就可以使用原方。原方中大黄、黄连、黄芩的比例为 2∶1∶1，但我通常黄芩的量大些。大黄有生、熟两种，大便干结用生大黄，大便稀用熟大黄。关于服法，经典为煎服；我临床如用原方，一般采用沸水泡服，一天分多次服用，这样更方便些。经方小，但效果显著。倘若让这些经方都能在我国各级医疗机构加以推广，则可以为国家和百姓节约许多医疗开支。这种利国惠民的好事，不知何日能够做好？

2013-04-14

食欲不振的两位老人

上周门诊来了两位食欲不振的复诊病人，用方截然不同，效果都很好。

一例是位 71 岁的 L 先生，肾癌（透明细胞癌）手术后 3 周，因食欲差来索方。当时说不仅无食欲，而且稍多食即呕吐。我用的是桂枝汤加党参：桂枝 10g，肉桂 5g，白芍 15g，炙甘草 5g，干姜 10g，红枣 20g，党参 20g。每日 1 剂，药后避风，忌生冷，喝热粥一碗，7 剂。一周后复诊，气色红润许多，诉食欲来复，每顿可以吃一小碗稀饭，出汗减少。

另一例是位 72 岁的某女士，我用的是大柴胡汤。此人胃病史多年，近 1 月来胃脘胀痛食欲不振，口苦，便秘；按之心下满痛，舌苔厚。处方：柴胡 20g，黄芩 10g，姜半夏 15g，枳壳 15g，白芍 15g，制大黄 10g，干姜 10g，红枣 20g。7 剂，日服 1 剂。药后复诊，说已有饥饿感，食欲增加，原方加栀子 15g，隔天 1 剂，7 剂。

同为食欲不振，为何用方一补一泻？关键是体质状态不一。L 先生身高 161cm，体重 55kg，手术后体重下降更明显。其人骨架大而肉不充，面色暗红，但无光泽，目大且无神，脉弱，舌淡嫩。询得其人怕冷易汗，血压压差大，是明显的虚体，桂枝汤必加参。某女士身高 156cm，体重 45 kg，也瘦，但一直如此；面色也黄，但有光泽；而且眼有神，神态自如，思维敏捷，脉象有力，而且腹证明显，舌苔又厚，是实体，当用大柴胡汤。

此两案看似无奇，但在临床上就未必如此简单。L先生除食欲不振外，还有睡眠障碍，每晚需服1粒安定尚能入睡。既往病很多，有输尿管结石、前列腺增生、肝多发囊肿、白内障、高血压、中耳炎等病史。看病时思路容易陷入抗癌、安神、补肾等套路中去。但经方医学看人，不看病；重体质，不重病名，按此思路，望、闻、问、切，只顾当下，所以出方是桂枝汤加党参。某女士给人的第一印象是黄瘦，似乎应该大补气血，但最终却是降逆消食的大柴胡汤催出了她的食欲。因为我的眼睛盯住了她的神态，腹诊和舌诊获取了大柴胡汤的客观指征。桂枝汤证的特征是其人脉弱、自汗，何等样的人如此易于出汗？何等样的人脉象如此虚弱？L先生就是这种人；而大柴胡汤的方证是按之心下满痛，其人或郁郁微烦，或呕吐，或吞酸，或口苦，或便秘，或苔厚，某女士就是如此。

用经方看病的思路其实不复杂，有是证用是方，方证相应，这就是临床原则。而方证不是症状，有的方证是古代医家发现的疾病，有的方证是一种体质状态，有的方证则是医生用方的时机。食欲不振，是一个症状，是病人的痛苦，但不一定是方证。方证还需要你去用心识别，因为只有方证相应，病人的痛苦才能随之而解，就如这两个老人，开胃进食的方全然不同，因为两个人的方证是不同的。

2013-07-03

再说大柴胡汤

关于大柴胡汤我已经写过不少东西了，但今天还有话说。

每次我讲到大柴胡汤的时候，都要提到那位可敬的现代经方家胡希恕先生，特别是要提到刘渡舟先生为《中国百年百名中医临床家丛书·胡希恕》一书所写序言中的一段话："每当在病房会诊，群贤齐集，高手如云，惟先生能独排众议，不但辨证准确无误，而且立方遣药，虽寥寥几味，看之无奇，但效果非凡，常出人意料，此皆得力于仲景之学也。"这到底说的是哪一件往事？今年7月11日在兰州举行的甘肃经方论坛上，冯世纶先生告诉我，那是当年会诊单玉堂老先生的事。

我上网查到单老儿子单志华先生的一段回忆录：1982年，单玉堂先生患肺心病住院，高烧，神志昏迷，大小便闭塞不通，已出现心衰合并肾功能不全。院方邀请中医药大学的六位名老中医（包括董建华、王绵之、我老师刘渡舟、胡希恕、赵绍琴、杨甲三）会诊，有位名老提出心衰合并肾功能不全当以扶正为主，先保心肾控制住病情。84岁的胡老诊完舌象、脉象后，提出一个与众人截然不同的"峻剂攻下"法并处方案，还说："小大不利治其标。"必须先解决大小便问题——这就是救人。态度非常果断。众名老念其年事最高，便都依了，但大家都捏着一把汗。服药到第2天，奇迹发生了：大便5次，开始排尿；到第5天，尿量已达正常，肾积水消失，父亲开始下地活动……

那么，到底用的什么方？冯世纶先生告诉我，胡老用的方是大柴胡汤合桃核承气汤。他说，这是单老第 2 次住院。第 1 次住院时，单老肺部感染发热，也是胡老开的方，用的是大柴胡汤加桂枝茯苓丸、生石膏、甘草。后来还给我寄来了当年的病案。

大柴胡汤是胡希恕先生的最爱。他不仅用大柴胡汤加生石膏治疗肺炎，也用大柴胡汤加桂枝茯苓丸治疗哮喘，治疗单老肺心病多脏器功能衰竭则用大柴胡汤加桃核承气汤。这是胡老的智慧！大柴胡汤本是张仲景用来治疗宿食病的方，但并不限于宿食病，伤寒发热，张仲景就用大柴胡汤。后世也是这样用法，其着眼点是方证，即"按之心下满痛"。而且，从方证相应出发，大柴胡汤的应用范围不断扩大。

日本和田东郭（1744—1803）在《蕉窗杂话》一书中说道："长病之喘，喘而甚者，每不治，然始终用大柴胡汤加以灸治者，可治。"现代汉方大家大塚敬节的经验是大柴胡汤加半夏厚朴汤治疗哮喘，还用大柴胡汤治疗高血压。本人也用大柴胡汤治疗胃及食管反流病，合茵陈蒿汤治胆道感染，合栀子厚朴汤治疗抑郁症，合小陷胸汤治疗肺部感染，合三黄泻心汤治疗高脂血症，其使用的依据均是"按之心下满痛"。

何为"按之心下满痛"？这是古代医学的腹诊法。心下，为剑突下三角区，小三角仅限在剑突下，所谓的心窝；大三角则可至两肋弓下，即整个上腹部。按之心下满痛，指剑突下或上腹部有明显的压痛，医生指尖也有明显的抵抗感，而且局部有胀满。这是大柴胡汤证的重要客观指征。

有"按之心下满痛"的人，经常伴有胃肠动力障碍。比如，或呕吐、嗳气、上腹胀痛，或反流酸水、流口水、口干苦，或食欲不振，或虽有食欲而不敢多吃，一吃就胀痛，而且舌苔多厚。这种患者，不论何种疾病，用大柴胡汤特别有效。

后来，临床多了，还发现那些适用大柴胡汤的患者，大多体格壮实，肌肉比较坚紧，上身宽大饱满，面宽肩宽，颈部粗短，胸围大；面部肌肉僵硬紧张，而且中老年多见。以后，看到这种体型的患者，脑海中必定浮现大柴胡汤，必定要去按压其人的上腹部……我管这种人叫"大柴胡汤体质"。

大柴胡汤体质的高血压、高脂血症、糖尿病、胆囊炎胆石症、胰腺炎、胃炎胃溃疡、肠梗阻、单纯性肥胖、心律不齐、便秘、乳腺小叶增生、头痛、耳鸣、失眠等，均可以使用大柴胡汤。我不知道单玉堂先生是否属于大柴胡汤体质？

一方治多病，是经方的特色。其实，经方治的不是病，而是人，就是说调整的是体质，调动的是机体自身的抗病能力和平衡能力。大柴胡汤方证出现的"按之心下满痛"，正是机体出现反流、上逆、不畅、结滞、郁热、充实的一种状态，按八纲理论，属于实热证。大柴胡汤就是解决这种状态的最佳配方。这，就是古代中国人的智慧。

我临床观察总结：大柴胡汤体质者的求诊主证均表现在以两肋以上的上半身，如头痛头昏、颈僵肩凝、胸闷脘胀、乳房胀痛等，主诉始终偏重在上半身，在女性通常也是上半身发达而下半身偏细弱。

2013-07-25

荆防柴朴汤

　　今天年轻的 C 女士来复诊，她说上次的处方效果不错，服药期间咳嗽基本不发，只是近日天变冷，夜间还有喘息，要求继续中药治疗。

　　C 女士是位咳嗽变异性哮喘患者。近 2 年来，经常出现咳嗽气喘，天气变冷或入冬后症状加重，并有反复尿路感染、过敏性鼻炎、肺结核病、阿司匹林过敏史。她冬季怕冷，夏季手心热甚，皮肤易过敏，食欲时好时坏，经来腹痛欲吐、易感冒；胆囊上有一直径 4mm 大小赘生物。今年 6 月初来诊。处方：荆芥 15g，防风 15g，柴胡 15g，黄芩 10g，姜半夏 15g，党参 10g，生甘草 5g，厚朴 15g，苏梗 15g，茯苓 15g，干姜 5g，红枣 20g，15 剂。嘱咐服 3 天停 2 天。

　　10 月 14 日复诊：说夏天咳嗽未发，近日变天咳嗽又发作，咽痒，后背有痤疮，舌红。我仍然处原方——荆防柴朴汤。

　　荆防柴朴汤是小柴胡汤、半夏厚朴汤加上荆芥、防风而成，我常用来治疗感冒后咳嗽反复甚至微喘的患者，病如咳嗽变异性哮喘、支气管炎、慢性鼻炎、花粉症等，有止咳、控制发作的效果。咳嗽为何用小柴胡汤？是因为这种咳嗽迁延反复，来来往往，就是小柴胡汤证的"往来寒热"；为何用半夏厚朴？这种咳嗽鼻咽痒或痛，胸闷黏痰，就是半夏厚朴汤证的"咽中如有炙脔"；为何加荆芥、防风？是此两药善于祛风止痒，不仅对皮肤瘙痒，而且对鼻子、眼睛、咽喉刺痒也有效。荆防柴朴汤比较安全，只要肝肾功能正常者，就可以服用；如果症状控制后，可以停服或减量；服药期间不宜进食鱼虾、辛辣等，以防过敏发作。少数患者可能出现腹泻等，但往往泻后舒适，只要一天不超过 3 次，应该无妨。

近年来，我国部分大城市雾霾严重，呼吸道疾病易发，对那些过敏性的上呼吸道疾病，服用荆防柴朴汤或许能解决部分患者的痛苦。不过，其方名是我起的，方剂教科书上检索不到。

2013-11-08

硬脊膜外血肿后遗症案

某先生今天是自己走进诊室的，还笑着在我面前蹦跶了两下，与3月前初诊时的他真是天壤之别。他告诉我，下肢关节灵活多了，能弯腰，能抬腿，走路已不用拐杖，笑称现在出门时经常忘记带拐杖。

去年年底，60岁的某先生因椎体血管瘤破裂导致硬脊膜外血肿，紧急手术治疗，但遗留下肢活动严重受限，膝、踝关节麻木、发紧，不能弯腰抬腿，走路不稳，犹如走在雪地、稻田中，必须依靠拐杖或别人搀扶；大便无知觉，排便困难，2～3天一次，且需要依赖药物；夜尿频，性功能丧失。今年6月11日来门诊，撑着拐杖挪进诊室。6月4日江苏大学附属医院MRI示：①胸腰段硬脊膜外血肿术后改变；②T11及L1～L4椎体内结节状及片状异常信号，考虑血管瘤；③腰椎退变；④L2～L3及L3～L4椎间盘轻度膨出。舌紫暗，舌下络脉瘀，脉律不齐。是瘀血痹。处方：肉桂10g，赤芍15g，白芍15g，茯苓15g，丹皮15g，桃仁15g，生大黄10g，地鳖虫10g，怀牛膝30g，10剂。每周服5天。

7月2日复诊：服药期间感觉轻松，唯翻身时尚感觉病灶处不适；特别高兴的是可以自主排便，但停药后还有困难。舌底静脉曲张减轻，脉象早搏次数减少。处方：原方地鳖虫加至15g，怀牛膝40g，继续按原法服用至今。康复的效果是令人满意的。某先生高兴，我也非常高兴。

急性硬脊膜外自发出血，发病前多无明显诱因，首发症状为出血部位脊背部剧烈疼痛及相应的神经根放射痛，继而很快出现病变平面以下的运动、感觉障碍，最后出现括约肌功能丧失。本病唯一有效的治疗是及时手术，清除血肿，尽早解除脊髓压迫。若不及时减压，脊髓受压过久可引起脊髓供血血管血栓形成，甚至脊髓软化，后果严重。某先生虽然手术比较及时，但还是功能严重受损。如何调治？在经方医学的视角下，他符合桂枝茯苓丸证和下瘀血汤证的诊断，如下肢疼痛麻木、便秘、舌质紫暗等。大凡是瘀血，部位都在身体下部，尤其是少腹部。桂枝茯苓丸主治"妇人宿有癥病，经断未及三月，而得漏下不止，胎动在脐上者"是这样，下瘀血汤主治的"腹中有干血着脐下"更是如此。这两方当年仲景用于治疗妇人病，但其方活血化瘀，临床完全可以灵活使用。从方证上分析，桂枝茯苓丸证疼痛、出血明显，下瘀血汤证腹胀、便秘严重，但临床合用机会较多。怀牛膝利腰膝、通二便，配合两方可谓珠联璧合。

2013-11-09

说说两个人的甲减

L女士，45岁。疲乏无力4月余。2013年9月5日查抗甲状腺球蛋白抗体2117IU/mL（0～115IU/mL），抗甲状腺过氧化酶抗体105.1IU/mL（0～34IU/mL）；9月10日查促甲状腺素受体抗体0.29IU/mL（正常值小于1IU/mL），专科诊为可疑桥本甲状腺炎并有甲减。她说人特别困，乘公交车时经常睡着；平素头晕，心慌，汗多，晨起眼泡肿，大便不成形；月经周期22～25天，经期5天，经量大。皮肤虽白而无光泽，脉沉。处方：制附片15g，白术30g，白芍30g，茯苓30g，干姜15g，每天1剂，每周服5天。10月12日复诊：药后疲乏无力感明显减轻，此次月经量也明显减少。

L女士，23岁。发现甲减6年。身高167 cm，体重77 kg，面色黄，皮肤粗糙。2013年6月24日初诊：主诉也是易疲劳，平时汗少，运动后汗亦不多，关节酸痛，脱发，头屑多，没有饥饿感，无口渴，不思水。舌体胖，舌红。处方也是真武汤，不过加麻黄、细辛、甘草、红枣。生麻黄10g，制附片15g，北细辛5g，白芍30g，白术30g，茯苓15g，干姜10g，生甘草5g，红枣20g，7剂。7月1日复诊：说服药2天症状即有明显改善，乏力减轻，食欲已恢复，晨起已有饥饿感，晚餐吃了也有饱感，面色改善，体重下降，关节已无不适。嘱原方续服，每周服5剂。11月4日来诊：说停药半个月后，以上症状反复。不过，令她高兴的是体重减至65kg，上肢皮肤已变光滑，已有口渴感。

以上两人均是甲减，都用经方真武汤，不过，前者单用，后者合方。根据我的经验，真武汤是甲减的基本方之一，而个体差异明显者应该予以加味或合方。除了麻黄附子细辛汤外，四逆汤、甘姜苓术汤、葛根汤、五苓散、当归芍药散等也有合方的机会。

前案是比较典型的真武汤证。多汗、疲劳、浮肿貌，很像黄芪证，但这种疲劳感是精神上的疲劳，是附子证，是少阴病的"但欲寐"。那如此疲劳嗜睡，为何不用麻黄附子细辛汤？那是因为其人汗多，肤色白，阳气不足，不可用麻黄。再有，患者月经量多，当时我也犹豫过，能否再用真武汤？但根据脉不浮滑，面无光泽，让我断然否定热证，用真武汤后月经量居然减少。可见，甲减患者经血量多不避附子、干姜。还有，多汗是真武汤的见证之一，有不少中老年妇女汗多，用黄芪方无效，用真武汤则随手而愈，其着眼点就是疲乏、脉沉。

后案这位女士寒湿重、表气实，其着眼点是无汗、皮肤干燥、关节痛、口不渴。如此体质，单用真武汤就显得势单力薄了，故合麻黄附子细辛汤温经散寒、发汗利水。而且，患者年轻，气血旺盛，表气充实，不避麻黄、细辛。为何药后食欲恢复？是寒湿得化、脾阳振奋的原因。呵呵，也得解释一下为什么啊！

2013-11-11

热性痛经

我喜读清代名医王孟英的医案。他的医案大多是追忆式，现场感强，善于启发读者心思。如下面这一则医案，对我后来认识热性痛经很有帮助。

里中张君雪沂令正，37岁。于乙巳年患经行腹痛，医进胶艾汤多剂，痛乃日盛，而加以呕吐。迄今十载，诸药备尝，迨年轻至益频，痛势益剧，满床乱滚，声彻比邻。乞余诊之，脉弦滑而数，曰：巅痛、口渴乎？带多、腰痛乎？汛色紫黑乎？病者惊以为神，惨容为之一展。余谓雪沂曰：此证不但温燥腻补不可用，即四物汤亦在禁例，宜乎遍访女科，而竟无一效也。与芩、连、栀、胆、茹、柏、蒿、薇、乌、茅根、藕为剂。服至下月经行，即不吐，痛亦大减。此等药服逾半载，各恙悉蠲。（《王孟英医案》）

痛经，书中多言寒，用温经散寒方多。但此案告诉读者，痛经也有热。案中王孟英的三个询问，将热性痛经的特征点得活灵活现。还有，其脉象弦滑而数，更是热性痛经的客观指征。

我的临床观察，除黄连解毒汤治疗的痛经外，热性痛经中还有一种用八味除烦汤的类型。其人多为年轻女子，齿白唇红，却常常眉头紧皱，痛经多在月经来前发作，第一天往往恶心呕吐，腹胀，食欲不振，心悸冷汗；月经周期、质量基本正常。脉象多弦滑数，妇科检查也无异常。平时常常睡眠不好，或头痛，或胸闷心悸。这种人的痛经，温经汤、葛根汤、当归芍药散等往往无效，而八味除烦汤却能迅速缓解，但最好是提前几天服用。

黄连解毒汤治疗的痛经，多是内有伏热，必定用极苦、极寒之品清泄，而八味除烦汤所治疗的痛经，多是胸膈气火，只需要理气解郁、化痰清心，区别在此。

2013-11-19

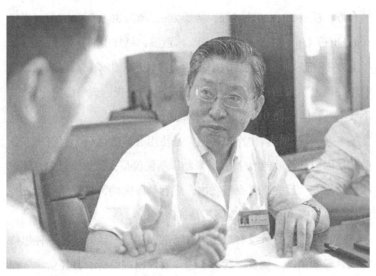

门诊（2017 年 7 月于南京中医药大学第一附属医院名医堂）

五苓散与复视突眼

W 女,48 岁,身高 160cm,体重 65kg。2012 年 11 月 19 日初诊:主诉复视 4 个月。4 个月前因孩子生病着急后出现复视,伴突眼,头晕,发作时站立不稳,脑中常感觉一片混沌,双眼畏光,眼周肌肉跳动。平素易疲乏,汗出多,怕冷,月经量减少;自述以前检查甲状腺有一结节,但排除甲亢和甲减。面色暗黄浮肿,有黄褐斑;舌体胖,舌淡暗;下肢浮肿。先后用荆防柴归汤、真武汤加桂枝等方,除疲劳感、头晕有所减轻外,让她苦恼的复视和突眼仍不见好转。

2013 年 2 月 25 日四诊:调整治疗方案,改为五苓散与当归芍药散合方。桂枝 25g,茯苓 20g,猪苓 20g,泽泻 30g,白术 30g,当归 10g,川芎 15g,白芍 30g,15 剂。水煎服,每日 1 剂,分 3 次服用。服上方 15 剂后,视野正面及右面重影已缓解,头晕、凸眼减轻,下肢浮肿消退。坚持服药至 9 月 9 日复诊:云复视、头晕已完全好转,下肢不肿,体重下降,凸眼也明显减轻。

本案例治疗过程中出现转机,是使用五苓散之后。为何用五苓散?是因为五苓散能治疗"眩"。眩,不仅仅是头晕如坐舟中,还包括视物发花、畏光、复视等在内,后者是眼病的常见症状。用五苓散治疗眼病成功的案例,本案不是首例。

那么,为何开始没有想到用五苓散而用柴归汤?这是一种思维定式,经验束缚。通常,我对于中年女性出现怕冷、月经量少、面黄色斑,特别是桥本病等自身免疫性疾病患者,用小柴胡加当归芍药散（简称柴归汤）比较有效，而且患者突眼，让我怀疑她患有甲状腺功能亢进。但服用两月后症状依然如故，这就需要改方了。患者不仅有明显的眩晕、复视，还有浮肿，这种情况显然不很适合小柴胡汤。小柴胡汤方中的人参、甘草是不能用于浮肿和肥胖者的。

其间，我还用过近一个月的真武汤加桂枝，效果也不明显。其原因，可能是患者不是甲减的浮肿，也不是锥体外系病变的头晕颤抖；也可能突眼、复视者不是附子的适应证。前二者，有真武汤成功的案例，而后者则还需要继续临床观察。

2013-11-21

克罗恩病用乌梅丸有效1例

这几年在国外讲学，总有人提到克罗恩病，询问哪首经方有效。我临床这类病的例子不多，无法回答。近来遇到几例，有1例用乌梅丸的，效果不错。

L男，41岁，身高176cm，体重65kg。确诊克罗恩病6年。2013年4月20日初诊：主诉入夜腹痛，发作时脐上鼓起，疼痛剧烈，影响睡眠，靠服用激素缓解症状，但只可维持2～3天；食欲可，食量大，大便偏干。患者有乙肝病毒携带，服用激素导致关节轻度退行性病变。处方：乌梅20g，黄连5g，黄柏10g，制附片10g，川椒5g，细辛5g，当归10g，肉桂10g，党参15g，干姜10g，蜂蜜1匙，10剂。每周服5天，停2天。

2013年5月31日复诊：腹痛已消失，睡眠好转，能一觉睡到天亮；大便干结如羊屎，有白色黏液。自服用上方时激素开始减量，现已停用1周。原方续服，10剂。同上服法。

2013年6月15日三诊：大便干改善，怕冷好转。因受凉再次出现腹痛，肢关节发冷、刺痛，服激素即好转。原方党参改为红参5g，加鹿角片10g，15剂。服法同上。

2013年9月9日四诊：激素已停用3个月，病情稳定，无腹痛，体重略有增加。处方：乌梅20g，黄连5g，黄柏10g，制附片10g，川椒5g，细辛5g，当归10g，肉桂10g，红参5g，干姜10g，蜂蜜一匙，15剂。服法同上。

克罗恩病是一种原因不明的肠道炎症性疾病，其临床表现为腹痛、腹泻、肠梗阻，伴有发热、营养障碍等肠外表现。病程多迁延，反复发作，不易根治。许多病人出现并发症，需手术治疗，而术后复发率很高。

从本案患者的反馈看，乌梅丸对他的腹痛有近期疗效，这种疼痛为冷痛及剧痛，其发作多在下半夜。此外，乌梅丸原主"久利"，我用来治疗肠易激综合征有效。但是，本案是大便干结如羊屎，而服乌梅丸后大便反而变软，提示腹泻可能不是乌梅丸证的必见症。例数少，只是假说，还需要网友们一起观察。

2013-11-21

良性黏膜类天疱疮

邱女，73 岁，身高 158cm，体重 56kg。体中，肤白面红润。2013 年 08 月 31 日初诊：主诉牙龈红肿、生疱疹、溃烂出血 8 月。省口腔医院诊断为良性黏膜类天疱疹。近 1 年经常肛门痛，并有汗多、食欲差、易腹胀、大便干、烦躁焦虑、失眠多梦、入夜易惊、夜尿频、晨起眼鼻干及手僵痛等不适症状。其人唇红，手掌红，舌尖红苔厚，脉滑实有力。处方：黄连 5g，黄芩 10g，黄柏 10g，栀子 15g，制大黄 10g，生甘草 20g，9 剂。3-2 服法（服 3 天停 2 天，下同）。

2013 年 9 月 14 日复诊：牙龈红肿出血已缓解，肛门痛好转，已不需要外用痔疮膏，手掌红消退，噩梦减少；感觉牙齿松动，进食会痛；舌淡红。原方续服，10 剂，1-2 服法（每天服半剂，下同）。10 月 29 日三诊：已停药数周，检查牙龈红肿已不明显；近 1 月来入睡困难，心中烦躁，容易心慌。处方：原方加白芍 20g，阿胶 10g，10 剂。1-2 服法。另嘱吃猪蹄、溏心蛋。

良性黏膜类天疱疮（benign mucousmembrane pemphigoid）是一种皮肤和黏膜的慢性疱性疾病，为类天疱疮的一种类型，以水疱为主要表现，好发于口腔、眼结膜。患者以中老年女性多见。口腔黏膜出现水疱损害，可突然发生，形成覆有疳性假膜的溃疡或糜烂面，发生水疱或血疱，疱破裂后形成红色的剥脱面，类似于剥脱性龈炎。这种口腔黏膜红肿糜烂的疾病，正是我常用的验方大黄甘草解毒汤的适应证。

大黄甘草解毒汤是黄连解毒汤合大黄甘草汤，但甘草用量要大，通常 20g。黄连解毒汤原用于热病神昏烦闷，口干舌燥，许多口腔黏膜病患者虽然没有神昏，但常见烦躁失眠、口干舌燥。加大黄，是这类患者多有便秘、口臭；加甘草，是因为甘草能修复消化道黏膜，但必须重用，张仲景的甘草泻心汤治疗狐惑病，甘草用四两，按一两折合 5g 计算，应该是 20g。那么，用量再增加是否效果更好？这个我还说不清楚。

大黄甘草解毒汤我还用于口腔扁平苔癣糜烂灼痛、子宫内膜癌以及乳癌化疗后烦热、牙痛，收效甚捷。

2013-12-13

黄连解毒汤治疗血友病

郑先生，57岁。2013年12月23日来诊：发现A型血友病4年，近三年四肢经常出现间歇性肿胀疼痛，今年3月出现牙龈出血不止，10月出现右侧大腿血肿，经住院输血治疗后肿消，但仍疼痛，影响行走。其人体形中等，面色红油，眼睑结膜充血；平素经常牙齿酸痛，血糖居高不下；舌红，脉滑，腹壁有弹性。明显是热性体质。如此出血，也必用苦寒清热方。处方：黄连5g，黄芩15g，黄柏10g，栀子10g，生大黄5g，生地40g，10剂。5-2服法。

2014年1月6日复诊：服药后自觉下肢轻松，第4天开始大便次数增多，每天3～4次，大腿肿痛缓解，面红、结膜充血减轻。后嘱其原方续服20剂，症状减轻后适当减少药量。

此方可以看作黄连解毒汤加生地、大黄方。黄连解毒汤是唐方，记载在《外台秘要》。原用于治疗热病错语、不得卧者，后世用于多种火热证也很有效。生地、大黄均是止血药，如孙思邈《备急千金要方》记载有吐血百治不愈……神验不传方，其组成为大黄粉用生地黄汁吞服，取效的关键是"以利为度"。当然，本方也可以看作是黄连解毒汤和泻心汤的合方。

泻心汤是经典的止血方，《金匮要略》记载："吐血、衄血，泻心汤主之。"清代医家陈修园说："余治吐血，诸药不止者，用《金匮》泻心汤百试百效。"以上方药虽然不能根治此病，但能控制出血，其近期疗效也是不错的。血友病是遗传性疾病，唯有不断输血方能小安，所以，病家苦不堪言。但经方能撬动如此大病，确实值得关注。

2014-03-16

三黄泻心汤治疗气管淀粉样变咯血

陈先生，宜兴人，今年1月27日来门诊，诉2013年10月初无明显诱因出现间断性咳鲜血约1周，于上海长海医院检查支气管镜示：气管及双侧主支气管黏膜、气管结节样隆起，气道淀粉样变可能。予云南白药止血治疗后，咳血好转，转为痰中带血，气管镜活检病理提示淀粉样变，等待病理检查过程中，患者出现明显咳嗽、气喘，伴活动后气促，遂于鼓楼医院急诊，经治无明显缓解，被收入院治疗4周，病情缓解出院。但出院后咳嗽、咳血复发，其女在网上查到我写的泻心汤一文，遂按原方服用，居然咳血即明显缓解。于是欣喜异常，执意来我门诊。其人虽然年已七十，但素体无病，现在除少量痰血外，无明显不适。细问后得知近来睡眠不佳，平素畏热多汗，大便偏干。脉弦滑有力，舌质暗红、苔黄。是泻心汤证。处方：生大黄10g，黄连5g，黄芩10g，沸水泡服，10剂。每日1剂。1个月后复诊：说服上方3剂咳血即止，咳嗽也平，夜间已能安睡，大便次数增加，体重增加。嘱原方续服。1个月后再来门诊，病情稳定。

我是第一次听说气管支气管淀粉样变这个病，网上查后得知，这是个新病，1854年Virchow首次称本病为淀粉样变（amyloidosis），而且是个罕见病。发病年龄16～76岁（平均53岁），男女之比1：1。绝大部分无基础疾病。临床以多灶性黏膜下斑块最常见（约占85%），其次为单灶瘤块样肿物，弥漫浸润型最少见。病变一般不扩展至支气管壁外。常见症状有呼吸困难或喘鸣、咳嗽、咯血和声音嘶哑等。因气道狭窄分泌物滞留常有继发感染，此时咳嗽呈持续性，伴咳脓痰，可有发热、肺部干湿啰音和白细胞增高。血管壁淀粉样变导致血管脆性增加及收缩性减弱，且本病常伴凝血机制障碍，故咯血颇为常见。

　　病是今病，方是古方。虽说我是第一次遇到气管淀粉样变，但咯血用泻心汤是成熟经验，可以说是屡用屡效。泻心汤载《金匮要略》："吐血、衄血，泻心汤主之。"是一张经典止血方，后世医家也沿用于治疗各种热性出血。这个陈先生咯血、失眠心烦、大便干结，而且面色红，唇红，不就是泻心汤证吗？！方证相应，自然见效甚快。我不知道泻心汤能否根治气管淀粉样变，但只要能不咯血，只要生活质量改善，我认为也就可以了。说实在的，临床上许多慢性病，有多少可以根治后永不复发的？

　　泻心汤仅仅3味药，每天药价不足5元，且用法简单，或煎服，或沸水泡服，或研粉做成丸药服，均可。陈先生来门诊时，喜形于色，"谢谢"不断，他在绝望之际遇到了如此好方好法，能不开心？

2014-03-16

桂枝加葛根汤

春节回家，老同学聚会，一当年的美女同学因腔隙性脑梗死求诊。其人体型依然苗条，但肤色黄白少光泽，舌暗淡；苦头晕失眠，周身不适。遂处桂枝加葛根汤一方：桂枝 15g，赤芍 15g，甘草 5g，干姜 5g，红枣 20g，葛根 30g。服后诸症皆失，介绍多人来诊。

刘姓老翁，体瘦面黄，有颈椎病、腔梗、脉管炎、下肢静脉曲张病史，因头晕 2 年余求诊。睡眠浅，四肢冷而手脚心热，汗多，脐跳明显，舌暗淡。处桂枝加葛根汤，再加川芎 15g，10 剂。复诊时反馈：初服药时全身燥热，但头晕随之减轻。

邻居冷先生，60 余岁，颈椎腰椎病严重，左下肢行走不利，足背抬举无力，屡屡跌倒。人不胖，面暗红，舌质也不鲜活。用桂枝加葛根汤再加川芎、黄芪、怀牛膝，服药半年多，逐步恢复。

桂枝加葛根汤，我常用于治疗脑梗头晕、失眠、颈椎病等。这些病或头晕头痛，或头项腰背拘急无力，或思维迟钝、言语艰涩，或失眠多梦，或口眼歪斜，或视物模糊等。不过，必定要看其人的体质状况。其人体型中等消瘦者多，面色或黄，或暗红；而其舌大多淡白中带有紫色，或暗红而不鲜活，舌苔薄白而不厚腻。

临床用原方多，加味也有。如其人并不消瘦，或皮肤松弛而下肢浮肿者，可去甘草，加黄芪 30g；如其人肤色黄暗，皮肤粗黑，可加麻黄 5g；如头痛、头晕，加川芎 15g 更好；如便秘、苔厚，可加大黄 5 ～ 10g。

此方服后会有一些特殊的反应，如牙痛、虚弱感、饥饿感、头面部发热感、便秘等，这是头面部供血改善后的反应，只要原来的症状改善，不必改方，减少服用量即可。

2014-06-22

我用荆芥连翘汤

荆芥连翘汤有两张方，一张是明代龚廷贤《万病回春》的，一张是20世纪初期日本汉方医森道伯的，两张方差别在于后者加上了黄连解毒汤。我临床用的是后者，即森道伯的荆芥连翘汤。我的经验用量如下：柴胡15g，荆芥15g，防风15g，连翘30g，桔梗10g，薄荷5g，白芷10g，枳壳10g，生甘草5g，黄连5g，黄芩10g，黄柏10g，山栀子10g，生地黄15g，当归10g，川芎10g，白芍10g。以水1200mL，煮沸后调文火再煎煮40～50分钟，取汤液300mL，分2～3次温服。症状减轻后，改为半量或1–3量服用。

荆芥连翘汤是一张调体方，适用于热性体质，特别是年轻人用得多。这些人面色潮红，或红黑，有油光；头发乌黑油亮，唇红饱满，咽喉充血，舌红，淋巴腺、扁桃体等腺体容易出现肿大；容易患痤疮、疱疹、口腔溃疡、牙龈出血、鼻衄等，怕热多汗，容易皮肤瘙痒、晨僵等。女性多有妇科炎症，男性多有脚癣、臭汗等。要解释这种体质的特点，那就是体内有风热、郁火。

荆芥连翘汤的功效，首先是清热，服用后原来的皮肤感染、咽喉肿痛、淋巴结肿大、口腔溃疡、妇科炎症等均减轻或消失；其次是散风，皮肤不痒了、身体不疼了；再是解郁，心情好起来了，头不痛了，头不昏了。有些患者的疾病也随之缓解。此方起效很快，一般在3～5剂之间。

女性人群中我用荆芥连翘汤常有效的病种：一是痤疮，多是女高中生或大学生，痤疮满脸，疮体高突，油亮脓黄，此方服后常常数剂即消；二是炎症性不孕症，只要是经常唇红苔厚，有盆腔炎阴道炎病史，带下有色量多，药后常能出人意料地怀上宝宝，让焦虑不安的准妈妈欣喜如狂；三是红斑狼疮，此病年轻女性最多。曾经接诊一位少女，患红斑狼疮性肾炎、肾衰 4 期，用透析以及大剂量激素，依然全身浮肿如弥勒佛。我用大剂荆芥连翘汤加蝉衣、浮萍，坚持服用 5 个月，激素逐渐减量，肾功能恢复，上了大学。还有一位患红斑狼疮性肾炎的姑娘，也是服用的荆芥连翘汤加蝉衣、浮萍方 7 个月，ANA 抗体阳性以及抗 ss-DNA 抗体居然破天荒地第一次转阴并降到正常范围。

男人能不能用荆芥连翘汤？当然可以。如"臭男人"的湿疹、皮炎、毛囊炎，此方有效，其人大多汗多黏臭，或脚臭熏人，或好酒，或易怒，面红黑油亮，其皮肤或瘙痒难耐，或脓水淋漓。男青年的"火眼"也用，如青睫综合征、虹膜炎等，其人大多满脸油光，头毛浓密，唇红咽红，而且暴躁不安。

荆芥连翘汤药液极苦，但如果是火体热病，刚开始服用此药时，尚可入口；但随着疾病的好转，药液将越来越苦，到这个时候，就应该减量或停服。我通常改为每剂药服 2～3 天，每天仅服 1 顿。荆芥连翘汤不能滥用，用不好，食欲下降，甚至肝功能异常。所以，辨清体质是安全有效使用本方之关键。

2014-07-30

泻心汤证也有脐腹动悸

"隐血没有了！"他微笑着坐下，递过昨天的化验报告。这是个25岁的青年，患有小便隐血1年多，多种中西药物，包括冬令进补的膏滋药，都服用了，就是无效。今年5月中旬来我门诊。当时他主诉除隐血外，还有非常明显的乏力感以及严重的心悸感，这些不适感，以清晨以及中午尤为明显，而且心慌时脐腹部也有搏动感。我腹诊发现，脐跳上冲至胃脘。我给他开了2周的桂枝加龙骨牡蛎汤。但他服用近2个月，依然无效。

7月15日，他再度来诊。望着他焦虑的眼神，我细细端详：脸色暗黄，但口唇红而干燥；舌尖红，苔黄腻；咽喉红，扁桃体肿大；脉滑大，88次/分。再询问过去史，他告诉我过去常有鼻衄。这时，我的思路开始清晰，他是热性体质！眼前浮现"心气不足，吐血，衄血，泻心汤主之"的条文，遂处方：制大黄10g，黄连5g，黄芩5g，14剂。嘱咐其不必煎煮，只要准备暖水杯一只，每天放入1剂，用沸水泡15分钟后即可服用，每日1杯。再来复诊时他说，服药期间尿潜血阴性，心慌以及左侧咽部干痛好转。我检查扁桃体正常，脐跳已经不甚明显。火气已经褪去，此方终于见效了！

通常认为，脐腹动悸，是桂枝、甘草、龙骨、牡蛎等药的主治，故桂枝加龙骨牡蛎汤、柴胡加龙骨牡蛎汤、柴胡桂枝干姜汤、桂枝加桂汤等方均有此腹证。但根据我的观察，不少泻心汤证患者也可以见到脐腹部动悸。除了自觉的心悸外，医生用手按压脐腹部，也能明显感觉腹主动脉的搏动感。此外，病人可有唇红舌红，咽喉充血或扁桃体肿大，全身热感以及烦躁失眠、出血等。

临证腹诊：脐腹动悸，有寒、热、虚、实之别，不得不细辨之。

2014-09-07

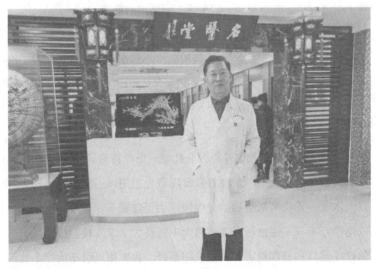

门诊（2017年7月于南京中医药大学第一附属医院名医堂）

试用风引汤

昨天，病人小Z的母亲来门诊续方，告诉我小Z服药后大便畅通，黑苔已退，而且神志清楚许多，原先严重的自汗、盗汗明显减少，上肢肌张力紧张好转。

小Z是一位很帅气的青年军官，但非常不幸，去年发现脑肿瘤，两次开颅手术，并做了一次伽马刀，病情没有得到有效控制。几乎在绝望之际，他们想到了中医。那天我去病房看他。他面色潮红油亮，身体僵硬，左半身更加严重，经常抽搐；他瞪着失神的大眼睛，斜视着天花板，不眨不闭，好一会，又紧闭双眼……他很少讲话，神志时清时糊，听力很弱，似乎听不到周围的动静。

我用的是风引汤，这是一张治疗抽搐的经方。《金匮要略·中风历节病脉证并治》记载："大人风引，少小惊痫瘛疭，日数十发，医所不能治者，此汤主之。"惊痫，即癫痫；瘛疭，是手脚痉挛、口斜眼歪。这种疾病，大多是脑病。据唐代《外台秘要》记载："永嘉二年，大人小儿频行风痫之病，得发例不能言；或发热，半身掣缩；或五六日，或七八日死。张思惟合此散，所疗皆愈。"从描述的病状来看，很像是脑炎。广东经方家黎庇留先生用风引汤治疗精神失常以及木舌；近代名医赵锡武先生用风引汤加磁石、龟板、鳖甲、生铁落治疗半身不遂血压高者；河南中医药大学李发枝教授用风引汤治疗手足口病脑部损害者，效果相当好。我则用风引汤治疗小儿脑发育不良、小儿脊髓胶质瘤、癫痫、多动症等，有几例效果均不错，有控制抽风发作、安定神经的效果。

　　风引汤用于脑瘤，小Z是第1例。以前治疗脑瘤，用过柴胡加龙骨牡蛎汤、止痉散、麻黄附子细辛汤等，为何给小Z用风引汤？除抽搐外，还有多汗、脉滑数、腹部硬满、舌苔焦黑等客观指征。如此多汗，必用石膏、寒水石等；舌苔焦黑，腹满，脉滑，必定用大黄泄热攻积。此方先后服用10天，试用下来，效果满意。小Z母亲笑着说，儿子能和她交流了，肚子也软了。我真希望风引汤在小Z身上能出现奇迹！

　　风引汤的原方是煮散，量很小，方用大黄、干姜、龙骨各四两，桂枝三两，甘草、牡蛎各二两，寒水石、滑石、赤石脂、白石脂、紫石英、石膏各六两，上十二味，杵，粗筛。以苇囊盛之，取三指撮，井花水三升，煮三沸，温服一升。井花水，为清晨最先汲取之井泉水。我临床多用汤剂，用量较大。这次给小Z的处方是：生大黄20g（后下），生甘草10g，生石膏30g，寒水石30g，滑石30g，赤石脂30g，紫石英30g，龙骨20g，牡蛎20g，桂枝10g，干姜10g。水煎后，每天分2次服用。白石脂药房缺而未用。风引汤的特点是用大量矿物药，并配合攻下的大黄，按传统药性理论分析，应该具有清热息风、定惊安神的功效，许多脑病有应用本方的机会。观汉唐方，凡是精神神经系统的疾病，如见惊狂、烦躁、谵语、目不识人等症状时，大多需要用矿物药或泻下药，或用龙骨、牡蛎、石膏等重镇安神、定惊清热，或用大黄、芒硝等攻下积热，或两者皆用，如风引汤就是这种配伍。只要火气一清，大便一通，神志自然清爽。

　　风引汤人们不常用，可能是我们临床上对其方证认识不清，也可能是方中的矿物药过多，有些是冷僻药，配不齐，但是有一点是明确的，高等中医院校通常不讲此方。以前，我对风引汤也十分陌生，后来搞经方，才关注此方，把它看作桂甘龙牡汤、大黄甘草汤、白虎汤的类方，试用于神经内科的一些疑难病。几年下来，感觉风引汤是首好方，可以进一步做临床观察，并明确其方证，特别是建立风引汤的主治疾病谱和明确适用人群。

2014-10-23

说说越婢加术汤

先说说越婢汤。越婢汤方载《金匮要略》中，麻黄六两，石膏半斤，生姜三两，大枣十五枚，甘草二两。上五味，以水六升，先煮麻黄，去上沫，内诸药，煮取三升，分温三服。越婢汤是退肿方。经典方证提示："风水恶风，一身悉肿，脉浮不渴，续自汗出，无大热，越婢汤主之。"所以，服用越婢汤后小便多，浮肿就退了。为什么加术？是因为口渴。如原文："里水者，一身面目黄肿，其脉沉，小便不利，故令病水。假如小便自利，此亡津液，故令渴也，越婢加术汤主之。"口渴，在古代医学里面，这是体内有停水的外在表现，也是用术的依据。这种渴感比较严重，但大多伴有浮肿、多汗、便如鸭溏等。白术配麻黄，利水作用更好。术，有白术、苍术之分，据传统用药习惯，浮肿者用白术，腹胀、苔厚腻者用苍术。如果还有怕风冷、关节痛者，加附子。

后世医家用越婢加术汤多治疗水肿性疾病，印象最深的是赵守真先生用大剂麻黄治疗风水水肿。他的《治验回忆录》里记载了一位 25 岁的裁缝，因至邻村探亲，归途猝然大雨如注，衣履尽湿。三日后发热恶寒，头疼身痛，行动沉重。未数日，竟全身浮肿，按处凹陷，久而始复；恶风，身疼无汗。赵守真先生认定是外寒湿而内郁热之越婢加术汤证，重用麻黄两半，苍术四钱，姜皮三钱，石膏一两，大枣、甘草各三钱。温服 1 剂，卧厚覆，汗出如洗，易衣数次，肿消大半；再剂汗仍大，身肿全消，竟此霍然。其中麻黄用量达今天的 45g，让我读后难忘。后来又看到矢数道明先生、门纯德先生的医案，用此方治疗急性肾炎，多为儿童青少年，有全身浮肿，此方服用后不仅浮肿退，尿蛋白也消失。

我用越婢加术汤治疗关节疼痛。曾治疗一位 74 岁的老妪，体格强健，但类风湿关节炎病史 2 年，加重 1 年。诉膝关节肿痛不能站立，推着轮椅就诊。我先后用桂枝芍药知母汤、柴胡加龙骨牡蛎汤均无效，后改用越婢加术附汤。处方：生麻黄 15g，生石膏 20g，生甘草 10g，生姜 5 大片，红枣 30g，苍术 20g，白术 20g，制附片 30g（先煎 1.5 小时），5 剂。每天 2 次，餐后服。服完 5 剂，家属反馈确有效果，双腿站立时疼痛减轻，睡觉时可以自主翻身。还治疗 1 例老妇人，有抑郁症，双膝疼痛无法走路，也用此方，很快见效。

最近，我用越婢加术汤控制了 1 例严重的湿疹。她是一位体态丰腴的中年女性，上肢、手背、手指以及腰臀部均有严重湿疹，瘙痒非常严重，常常影响工作和睡眠，局部渗水严重。我曾经用过大柴胡汤加半夏厚朴汤，有些效果，但不明显；用过麻杏苡甘汤，效果也不大。最后，我根据她浮肿貌、多汗，遇阴雨天周身不适的特征，用越婢加术汤：生麻黄 10g，生石膏 20g，生甘草 5g，苍术 20g，干姜 5g，红枣 15g。7 剂后，渗出明显减少，瘙痒好转，皮损缩小。

上半年我还遇到一位澳大利亚医生，他是武术爱好者，体格健壮，肤色黝黑，但患有小麦蛋白过敏症，不能吃含有面粉的食物，稍吃即身体酸痛不适。问我用何方？询得其人怕热，多汗，但容易疲倦。用越婢加术汤 1 剂，第 2 天精神爽，兴奋异常。后高兴地持方归国。

从临床疗效推测，越婢加术汤的功效，应该有退肿、止汗、止关节痛等，而其内在的机制应该是利水、清热、排湿，许多关节病、皮肤病、肾脏病等都有应用本方的机会。从本方用量看，麻黄、石膏、甘草比例为 3：4：1。麻黄用量较大，其人多见体格壮实或浮肿，高龄老人、体弱多病者，或营养不良者，均应慎用或忌用。此外，石膏能止汗，所以患者应见多汗、怕热等；白术止渴、利水，患者可由明显的渴感，并有浮肿。

越婢加术汤与麻黄加术汤均可以用来治疗身体痛，但麻黄加术汤用于无汗而身体肿痛，以痛为主；越婢加术汤治疗身体肿痛，但以肿为主，而且多汗。前者多寒湿，后者多湿热。越婢加术汤与防己黄芪汤都能退肿且止汗，但体质不一。越婢加术汤人体格健壮，其汗出是里有热；而防己黄芪汤人肌肉松软，其汗多是表虚不固。

越婢加术汤与麻杏苡甘汤证均可以治疗皮肤痒，两方均可以除湿，但麻杏苡甘汤证病位表浅，仅仅是汗后当风，是风湿在表，故麻黄仅用半两，微微发汗即可；而越婢加术汤湿热在里，表有风寒，故汗多，水肿明显，而且汗多而肿不退。

《千金方》说越婢加术汤治"肉极"。何为肉极？《圣济总录·卷第九十二·虚劳门》说："所谓肉极者，令人赢瘦无润泽，饮食不生肌肤是也。"但证之临床，越婢加术汤适用的人群不是那些赢瘦者，而是那些肥胖者、壮实浮肿者。日本矢数道明先生的解释值得重视。他在《临床应用汉方解说》一书中把皮肤的溃疡、赘肉、瘢痕疙瘩、息肉、水疱等都按"肉极"来解释，其状态以糜烂污秽为特征，并将此作为越婢加术汤的方证。矢数道明先生的这个解释是否妥当？请大家在临床观察验证。

2014-10-23

黄芪与多发性骨髓瘤

患有多发性骨髓瘤的 F 老师上周六来门诊，15 年了，虽然有尿蛋白和轻度贫血，但她精气神还挺足，病情尚稳定，我很高兴。

记得是 2000 年 5 月的一天，她是从病房里逃出来看中医，因为化疗的副作用让她无法忍受。春末夏初的南京，天气已经很热，她却穿着羽绒服，浑身是汗；她怕冷，低热，面色苍黄……我给她用的是桂枝汤加附子、黄芪，很快自汗收，体温恢复正常。以后，又合真武汤、玉屏风散等，我的处方基本不变，变动的只是黄芪的用量，从每天 30g 加至 120g。这么多年来，F 老师继续没有用西药，而是认真地坚持服用中药，特别是黄芪，几乎没有中断。不仅黄芪入煎剂，而且经常食用黄芪糯米粥。

黄芪对多发性骨髓瘤的作用值得重视。首先，多发性骨髓瘤与古代所称的"血痹"病相仿。多发性骨髓瘤（multiple myeloma，MM）是侵犯骨髓的一种恶性肿瘤，好发于 60 岁以上的中老年人，病情通常是渐进式的，大部分患者是因疼痛，尤其是下背痛或骨折就医而被发现。患者面色苍黄，身体疼痛麻木，与血痹病的"外证身体不仁，如风痹状"相似，而血痹病的主方是黄芪桂枝五物汤。其次，多发性骨髓瘤患者大多肾功能不全，伴有大量蛋白尿，而黄芪能利水消肿，能消除蛋白尿。再者，患者多有贫血，而黄芪对那些面色黄、自汗、乏力、血细胞减少、血红蛋白低下者最为适合。实验表明：黄芪多糖具有刺激骨髓造血和增强免疫功能的作用。

我给 F 老师用的方中，黄芪量比较大，依据是古代治疗浮肿大多重用黄芪，如治疗下肢浮肿的防己黄芪汤，黄芪用五两；清代《冷庐医话》记载治重度浮肿的黄芪糯米粥，生黄芪也用到四两。据传说，胡适先生当年患糖尿病、慢性肾炎合并心脏病，全身水肿，协和医院不治，后请中医陆仲安以大剂量黄芪十两配党参等而愈。由于浮肿多见于肾病，所以，肾病用黄芪也需加大用量，通常在 30 ～ 60g。

黄芪糯米粥是一张颇为实用的家常食疗方。《冷庐医话》曾讲过一则黄芪粥的故事。说一个全身极度浮肿、大小便不通的人，服黄芪糯米粥后居然大量排尿，病情迅速缓解，后来因误治病情反复，几乎气绝，还是服用黄芪糯米粥而得气复。其方为：生黄芪四两，糯米一酒盅，煎一大碗，用小匙逐渐呷服。后世名医范文虎先生、岳美中先生等擅长用此方，或用于产后浮肿，或用于肾炎浮肿蛋白尿等。F 老师说，黄芪与糯米煮的粥，口感好，经常吃，不厌。

黄芪是一种药物植物，产于我国东北、华北及西北，以内蒙古的黄芪最好，药用部位是根。黄芪根很长，色黄，有韧劲，咀嚼有点甜，还有点豆腥味。黄芪是一味好药，温和，给力，安全无毒。20 世纪末期，我曾对全国的名中医用药经验做过一次问卷调查，在最擅长使用的药物中，黄芪位居第一。但话也要说回来，用黄芪也要对症下药。大剂量黄芪能抑制食欲，所以，只有食欲旺盛或经常有饥饿感的人比较适合；腹胀、腹痛者，舌苔厚腻者，就不能用了。我用大剂量黄芪，常常要做腹诊，按压腹部松软无抵抗感者，或肚子硕大、特别能吃者，就可以放心使用，这种腹证，我戏称为"黄芪肚子"。

2014-11-28

好方柴苓汤

前天门诊上有两位复诊的患者，均用柴苓汤取效。

一位是 W 女士，47 岁。患有慢性粒细胞性白血病 4 年，已经服用格列卫治疗，依然经常全身感染。她的主诉中有一种奇特的不适，即皮肤与骨头之间有灼热感，但表皮又觉得冷，不过体温正常，疲劳感明显，带下量多、水样，口渴喜饮，口淡欲食重口味食物，每月腹泻 2～3 次；其人面部轻度浮肿，面部蓝斑，舌质暗舌体胖。白细胞 $2.3 \times 10^9/L$，血红蛋白 100g/L 左右。服用柴苓汤 3 个多月，不仅白细胞正常，而且"以前走路都困难，现在可打半小时羽毛球"，面部色斑也明显变淡。

另一位是女士，55 岁。干燥综合征确诊 2 年。主诉口干，越喝水越难受，头晕心悸，气短乏力，汗出，食欲不振，食后欲吐，大便不成形，吃水果后易腹泻；其人眼胞稍肿，舌红苔中剥，脉弦。服柴苓汤 3 个月，口腔干燥明显改善，口水增多，疲劳感减轻，体重增加，面色转红润，数月未来的月经居然又来少许。

柴苓汤是小柴胡汤与五苓散的合方，宋代以来医家多用于治疗外感热病过程中，邪在半表半里，伴有腹泻、小便不利的病证；本人则常用来治疗慢性炎症、自身免疫性疾病、肿瘤等患者见浮肿或腹泻。这些疾病大多反复缠绵，往来寒热，胸胁苦满，同时，其人大多头面部虚浮或肢体水肿，皮肤缺乏光泽，胸水、腹水，有轻度抑郁或焦虑，易疲劳，食欲不振，口渴而不欲饮，或饮水即吐，恶心呕吐，腹胀腹泻，或大便稀溏，舌暗淡，舌体胖大或边有齿痕。

临床看来，许多慢性病，特别是自身免疫性疾病、肿瘤等，并不是单纯的正虚，更有邪实的一面。所谓邪，有风湿，有寒热，有气滞血瘀，有痰凝、食积等，如果仅仅是健脾补肾、滋阴养血，往往不能对病。柴苓汤处理的就是一种虚实夹杂、风寒湿热兼有的复杂病情，透热散风、健脾利水、扶正祛邪集于一身，如此好方，真是不可多得！

许多人认为经方有限，不能适用当今复杂多变的临床，岂不知经方相合，便可演变出无数新方。柴苓汤不就是一个很好的例子吗？

柴苓汤的用量，各家不一，本人常用剂量为：柴胡20g，黄芩10g，姜半夏10g，生晒参5g，生甘草5g，白术20g，茯苓20g，猪苓20g，桂枝15g，泽泻20g，干姜10g，红枣20g。水煎服，日分2次服用。药后避风，忌食冷物；如饮热水，让微微汗出，更佳。

2015-01-09

桂枝茯苓丸的合方

合方是两方或数方联合使用的治疗方法，犹如军队的联合作战，也如交响乐团的联合演奏，其目的是适合错综复杂多变的病情需要，是经方临床的常用方法。

桂枝茯苓丸是经典的活血化瘀方，临床上单纯的血瘀病证固然不少，但很多是夹杂证，如瘀与热、瘀与郁、瘀与寒、瘀与痰常常相兼。所以，桂枝茯苓丸与他方相合而用的机会也相当多。

上个星期，王女士笑着告诉我，药后月经来了，量还挺多，裤带松了好一段。这是个闭经患者，43 岁，体型肥胖。月经已经好几个月不来了，体重上升了近 10kg；腹诊见左少腹部压痛；舌质暗，断为有瘀寒，用的是桂枝茯苓丸合麻黄附子甘草汤，再加牛膝：桂枝 15g，茯苓 15g，赤芍 15g，丹皮 15g，桃仁 15g，怀牛膝 30g，生麻黄 10g，制附片 10g，生甘草 5g，10 剂。服药 4 天后，月经来潮。复诊时喜笑颜开，直说这方真是神了！麻黄附子甘草汤发汗利湿，也能通月经。

刘先生，62 岁。面暗，体壮，眼胞肿。2010 年 4 月 3 日来诊，说痛风反复发作，发作即挂水，不堪其苦。有哮喘、胆结石、高血压、陈旧性腔梗病史。检查右下肢浮肿较明显，静脉曲张，苔厚白腻面暗，舌底静脉曲张。我断为瘀寒，但其病以足痛为主，故用桂枝茯苓丸合大黄附子汤加牛膝：桂枝 20g，茯苓 20g，赤芍 20g，丹皮 20g，桃仁 20g，怀牛膝 40g，制大黄 10g，制附片 10g，北细辛

5g。5月31日复诊：服上方痛定，至今未发。大黄附子汤是《金匮要略》的止痛方，专治痛有定处的腰腿痛、腹痛等。

费女士，62岁。体瘦肤白，两颧潮红。2014年12月22日初诊：11月24日因"胸痛间作10余天"入院10余天，被诊断为冠心病、冠状动脉心肌桥。诉心前区闷紧感，心慌，腹胀有气，入夜汗出，下肢易抽筋，寐差；舌嫩质暗。有痔疮及下肢静脉曲张。这是胸痹病，内有瘀血气滞。方用桂枝茯苓丸合橘枳姜汤加川芎：桂枝10g，肉桂10g，茯苓20g，赤芍20g，丹皮20g，桃仁20g，枳壳20g，干姜10g，陈皮15g，川芎15g，10剂。2周后复诊：药后烘热、汗出减少，心慌好转。橘枳姜汤是《金匮要略》治疗胸痹方，专治胸中气塞、短气，合桂枝茯苓丸能宽胸理气，通阳活血。

以上3则案例都是桂枝茯苓丸的合方案。从临床看，桂枝茯苓丸的合方种类很多，柴胡类方如大柴胡汤、四逆散、柴胡加龙骨牡蛎汤，黄芪类方如黄芪桂枝五物汤，大黄类方如大黄附子汤、桃核承气汤、泻心汤，麻黄类方如麻黄汤、麻黄附子细辛汤、麻黄附子甘草汤，葛根类方如葛根汤、葛根芩连汤，附子类方如四逆汤、真武汤，当归类方如当归芍药散、当归四逆汤，以及其他如橘枳姜汤、排脓散等，都有与桂枝茯苓丸合用的机会。如何合？以方证相应为原则，有是证合是方。

有人说，经方数量有限，临床病情千变万化，经方够用否？其实，这种担心是不必要的。经方通过合方就能演变成无数新方，如此这般，经方临床还不够用吗？

2015-01-28

黄芩汤合栀子柏皮汤治疗漏下

G女士，37岁。2014年11月底药物流产后，反复阴道出血2个月。妇科先疑似胚囊残留，后又诊断为子宫内膜炎，服用过丹七软胶囊、复方益母草片、少腹逐瘀汤加减、易黄汤、下瘀血汤、失笑散、桂枝茯苓丸、产康复颗粒等，均无效。1月22日B超描述：子宫前位，宫体长径54mm，前后径44mm，横径48mm；子宫边缘光滑，肌层光点回声均匀；宫腔反射居中，内膜厚18mm，回声杂乱不均匀。医生均主张清宫。1月底，患者家属网上发来照片求方。我用黄芩汤合栀子柏皮汤：黄芩15g，白芍15g，生甘草5g，黄柏10g，栀子10g，红枣15g。水煎服。2月1日服药，当日血止；2月5日月经来潮，药停，出血量比以往多，有血块流出，还见一小块肉色东西流出；2月13日B超描述：子宫前位，宫体大小形态正常，实质回声尚均匀，未见明显占位性病变；内膜线清晰居中；双侧卵巢未见明显异常。

为何产后漏下用活血化瘀方无效？原因很简单，G女士没有瘀血证。她身高156mm，体重54kg，皮肤白皙，胃口正常，大小便正常，无腰酸，无腹痛，平时身有热气；嘴唇偏红且干，脸上皮肤有点干燥脱皮，是热证而非瘀血证。有瘀血者，多有唇舌暗紫、肌肤甲错或黄暗，或有腰痛、腹痛，或有便秘。易黄汤清利湿热，本可治疗妇科炎症，此患者为何无效？易黄汤是传统的止带方，方中虽然有黄柏清热，但还有健脾的芡实、山药，涩带的白果，利湿的车前子，食疗有余，药治不足，病情较轻的阴道炎、宫颈炎尚可，而患者这种反复出血的子宫内膜炎就不太适合了。

患者虽然有炎症，但表现不是白带多，而是出血。黄芩汤能治疗血痢和崩漏，栀子柏皮汤也可治疗尿血和血痢，两方相合，清的是伏热，清的是血热。此方对那些肤白干瘦、唇红舌红之人的便血、崩漏、血精，最为有效。

开方是复杂的脑力劳动。好多人认为，中医用一丁点树皮、草根，如何能治病？岂不知，我们的祖先在生活实践中已经掌握了天然药物应用的诀窍，那就是方证相应、药证相应，而且对应得越精准越有效。每张方都有证，每味药也有证，差一点，方就不显效。同是清热药，黄连、黄芩、黄柏，栀子、石膏、知母，其药证各不相同；同是活血方，桂枝茯苓丸、下瘀血汤、血府逐瘀汤、抵挡汤，其方证也各不相同。这些方证、药证，在临床上具体的病人身上，往往变得非常模糊而且隐蔽，再加上干扰信息多，不细心甄别，难免忽视。常熟名医曹仁伯先生在《琉球百问》中曾说："学医当学眼光，眼光到处，自有的对之方，此有说不尽之妙；倘拘泥于格理，便呆钝不灵。"他还说："凡看病须要格分寸。谅病之分寸，而定药之分寸，格成一方，看去增减一味不得。"先生寥寥数语，其味无穷啊！

2015-02-20

灵验小方偶记

某区委书记，有糖尿病，频发口腔溃疡，开会间隙索方。嘱用黄连、肉桂，等量为丸，日吞服 3 ～ 5g。月余后电话告我，药后口腔溃疡即控制，且血糖值稳定。问可否常服？答曰：可。其人面黄，唇红。

老同学之兄，食道癌术后突发胃坏死，复手术，虽挽回一命，但吻合口难愈，卧病榻 3 个月，邀往诊。其人有糖尿病，精神尚可，面黄，舌质暗，胃内引流管漏液甚多。嘱咐用生黄芪 20g，肉桂 10g，水煎胃管注入。5 日后电告药后漏液明显变少，嘱原方续服。

某老翁，脑梗半身不遂多年，苦便秘。其儿问方于我。嘱咐用制大黄、肉桂，按 3 : 1 比例研粉，冲服 5g。3 日后微信喜告，药后得畅便，老人甚舒。嘱隔日服用。

黄连、肉桂，取自治"胸中有热、胃中有邪气"的黄连汤和蛔厥专方乌梅丸，能除烦热、通阳气，能治失眠、腹痛、心悸、宿醉，且能止渴疗饥。面黄、人瘦，有内热者宜之。

黄芪、肉桂，取自血痹专方黄芪桂枝五物汤、虚劳专方黄芪建中汤以及治疗自汗的芪芍桂酒汤，能固表生肌，能通阳活血，创口久不愈合，非此配伍不可。

大黄、肉桂，取自治疗"大实痛"的桂枝加大黄汤和解郁经方柴胡加龙骨牡蛎汤，两药能通便泄浊，也能通阳活血，老人便秘、积食常用之，当今多见的高脂血症、高黏血症、高血糖等见头昏头晕、面暗红、腹胀满者亦宜之。

方不在大，有证则名；药不在贵，适体则灵。此说诚然！

2015-03-12

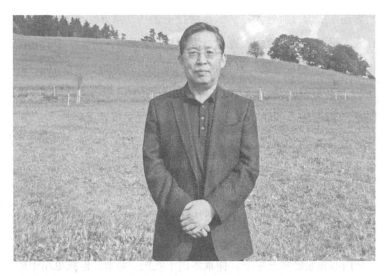

海外讲学间隙（2017年9月于奥地利格拉兹郊外）

救治暴崩

今天 W 女士微信我，这次月经只冲了 1 天 1 夜，而上个月是 2 天 2 夜，上上个月是 5 天 4 夜。她的暴崩控制了。

W 女士，47 岁，肤白，体丰，神气足，身体状况一直很好。但今年以来，先漏下 1 个月，然后暴崩不止。记得那时是 3 月上旬，我在美国，她告诉我月经量非常大，几乎一直在流，已经是第 3 天了。我接诊，先用黄芩汤加黄柏 1 剂，出血势头不减，量大不止；头晕卧床，病势甚急。改方：生地 200g，阿胶 10g，黄连 5g，黄芩 15g，黄柏 15g，栀子 15g，制大黄 10g，炮姜 10g，3 小时服 1 次。此方连服 2 天，血量大减。因药后腹中多气，原方生地改为 100g，日分 3 服。药后无腹胀，血量继续减少，2 天后，持续 7 天的月经止。4 月初，月经至期，出血量又多，嘱用生地 100g，阿胶 10g，黄连 5g，黄芩 15g，制大黄 10g，炮姜 10g，日分 3 服。该月月经 4 天即净。这次月经，第 1 天她就服用上方，月经量接近正常。

W 女士的方，先是黄连解毒汤和大黄、生地、阿胶、炮姜，后来是三黄泻心汤加生地、阿胶、炮姜，均是以清热凉血为大法。

黄连解毒汤治疗月经过多，已经有多例成功案例，大多是体格壮实的中年妇女，经来如崩，血块如鸡鸭肝，或平时带下色黄淋漓者。但此方苦寒，不可久服，中病即止。

泻心汤是经典止血方，仲景多用于吐血、衄血，但我也用于皮下出血和崩漏，但要脉滑、烦躁不安者。

生地是止血的关键药物，张仲景用于治疗子宫出血，多配阿胶；孙思邈用鲜生地汁送服大黄粉，治疗吐血如神；《普济方》地黄益母草汤治妇人伤血不止，兼赤白带下，用生地黄汁、益母草汁各半碗，加水同煎，日三五服。W女士初用黄芩汤加黄柏，无法控制暴崩势头，而加入大剂量生地以及阿胶后，方才见缓，可见生地、阿胶的重要。而且，血量越大，生地用量也越大。但大量生地黄，常常导致腹胀、腹泻，对应的方法，一是生地减量，二是加炮姜。炮姜止血，古代用单味炮姜也能治疗崩漏、便血，同时炮姜温中，原可用于止泻止呕。

W女士的暴崩，来势凶猛，许多专科建议上雌激素，她曾经用过，血虽然能止，但体重陡然上升，体型大变，所以，她决意服用中药。缘于她的信任和坚决，这3个月的观察，提示中药完全可以控制其月经量。但月经过后的善后也很重要。上个月经后，W女士疲乏无力，头痛不休，我给予真武汤调理，头痛即缓。本月经后又续服真武汤原方。真武汤能否恢复其体力，并控制体重？尚需观察。

2015-05-06

能助眠的温经汤

　　W女士，51岁。绝经2年。去年因家庭装修繁忙，体重由58kg下降至48kg，乳房萎缩，臀部瘦削；睡眠障碍，春节年前竟然彻夜难寐；面容憔悴，皮肤干燥，手掌黄，唇口干，足跟干燥。半月前来诊。我用温经汤加红枣：吴茱萸5g，麦冬15g，党参10g，生晒参5g，生甘草10g，桂枝10g，白芍10g，当归10g，川芎10g，丹皮10g，姜半夏10g，阿胶5g，干姜5g，红枣30g，20剂。每周服5剂。今日复诊，睡眠大好，近两日能睡5～6小时，胃口好转，口干好转，皮肤开始滋润。效不更方，我又用原方再服20剂。

　　用温经汤助眠，是我的经验。本方适用于绝经后失眠，多见于瘦弱女性的更年期失眠。其失眠病程较长、渐进，常常无法入睡，或睡眠时间过短。与情绪关系不密切，无精神刺激诱因；伴有月经不调或闭经绝经；其人疲倦、逐渐消瘦，易头痛、性欲低下等；其人大多消瘦，皮肤干枯，尤其以唇口干燥、手掌烦热为特点，即口唇干燥干瘪而不红润，或疼痛，或热感；手掌、脚掌干燥粗糙，摩擦后沙沙地响，容易裂口或有毛刺，或有疼痛，或发热感。服用温经汤后，不仅睡眠质量会大大提高，而且人也会变得滋润起来。

　　温经汤本是古代调经助孕方，为何对女性的睡眠用温经汤有效？大家可以发现，女性在年轻时往往睡眠是最香的，那个时候的女人，月经大多按月来潮，而且经量大、色红。而一旦进入更年期后，月经量极少或者干脆闭经，则睡眠就大不如前了，不是睡眠浅，就是时间短，甚至毫无睡意。失眠的女性，大多面色憔悴，眼圈发黑，黄褐斑，皱纹，头发枯黄或早白，女性的魅力也大打折扣。用中医的话来说，那就是"血不养心"了。温经汤就是一张养血调经方。服用此方的女人，月经容易量大，月经周期恢复正常，而且还容易怀孕。血足了，睡眠质量也随之好转，不用安眠药，也能睡到自然醒。

不过，温经汤并不是安眠药，其助眠的功效来源于激发和调动了机体自身的调和能力，掌握温经汤方证非常重要。这个方证，是一种特殊的体质状态。我们可以读读《金匮要略》的原文："问曰：妇人年五十所，病下利数十日不止，暮即发热，少腹里急，腹满，手掌烦热，唇口干燥，何也？师曰：此病属带下。何以故？曾经半产，瘀血在少腹不去。何以知之？其证唇口干燥，故知之。当以温经汤主之。"这里，张仲景描写了一个更年期女性，曾经小产，又出现久泻……可见，这个女人绝不会肤如凝脂，也不可能红光满面。温经汤就是适用这种憔悴和消瘦的女性。如果说女人是一朵玫瑰，那适用温经汤的女人，就是一朵干玫瑰。

2015-05-28

葛根汤加杏仁治疗便血

钱男，33 岁。因大便不明原因出血 1 年半，于 2015 年 4 月 17 日来门诊求助。诉说剧烈运动后，晨起大便带血，色鲜红，曾经尝试外治内服等多种方法，均无效。大便每天 1 次，不成形；骶尾部酸胀不适，但不影响走路。其人身高 170 cm，体重 74kg，体格壮实，面黄暗，眉毛浓黑，躯干皮肤干燥，背部有痤疮，脉浮，84 次 / 分。既往史：腰肌劳损。处方：葛根 60g，生麻黄 10g，桂枝 15g，赤芍 15g，生甘草 5g，干姜 5g，红枣 20g，杏仁 15g，7 剂。餐后服。4 月 24 日复诊：药后第 3 天大便出血停止，大便成形，每天 1 次，脉搏 68 次 / 分。原方继服，每周 2 剂，饭后服。

此方是葛根汤加杏仁。为何用葛根汤？是其人体型、体貌属于"葛根汤人"的特征。其一，背部痤疮，腰肌劳损，尾骶骨酸胀，其部位均是葛根汤主治部位"项背"的延伸；其二，其人面黄暗，体格壮实，皮肤干燥，是葛根汤方证"无汗"的延伸；其三，大便不成形，是葛根汤方证"自下利"。方人相应，已经占了葛根汤证的一半。那么，为何大便出血用葛根汤？确实，临床上葛根汤用于出血的报道不多见，但肛肠病用麻黄及其类方的案例也是有的。如麻杏甘石汤用于肛瘘、痔疮；麻黄附子细辛汤用于便秘、脱肛等。这些个案，提示了麻黄对盆腔肌肉及其器官有选择效应。本案所以用葛根汤加杏仁，也是基于这种思考。经过观察，疗效满意。

大便出血，特别是痔疮出血，是常见病，现代肛肠病专科大多用清热凉血的方药较多，如地榆、槐花、槐角、大黄、黄芩、当归、枳壳等是常用药。但从文献调查来看，用于肛肠病的经方真不少，三黄泻心汤、甘草泻心汤、桃核承气汤、桂枝茯苓丸、当归芍药散、当归赤小豆汤、胶艾汤以及麻黄类方的麻黄汤、麻杏石甘汤、麻黄附子细辛汤等均有应用的机会。为何麻黄类方可以用于肛肠病？可以想到的是"肺与大肠相表里"这一古代医学理论。

这概念最早出自《黄帝内经》。《灵枢集注·卷五》曰："大肠为肺之腑而主大便，邪痹于大肠，故上则为气喘争……故大肠之病，亦能上逆而反遗于肺。"临床所见有肛肠病的患者，不仅有局部症状的便意迫切、里急后重、肛门下垂、大便无力、疼痛等，而且患者大多壮实，或伴有胸闷、咳嗽、皮肤瘙痒等，符合肺热郁闭的表现。

下面，请大家看看宁波名医范文虎先生用麻杏石甘汤治愈便意急迫的医案一则。

上海一名贾，年卅余，形气壮实，饮食如常，而苦于泄泻，日五六次，已五月余。遍历名医，投清利、峻攻、固涩、温脾、温肾之剂皆无效果，邀余至上海往诊。余按其脉，右寸独紧，其余皆平；呼吸略气促，便意迫急。余曰：此乃肺移热于大肠之候也……投以麻杏石甘汤，麻黄用三钱。药后当夜得微汗。次日余按其脉，右寸转平。告曰：此将愈之兆也。果然，即日泄泻停止。五月之病安然而愈。（《近代名医学术经验选编·范文虎专辑》）

五月久治不愈的便意急迫，麻杏石甘汤1剂即平，不得不让人拍案叫绝！此案虽说是泄泻，恐怕不能排除肛肠疾病。前案是葛根汤加杏仁治疗便血，此案是麻杏石甘汤治疗便意迫急，让人不得不对麻黄类方与肛肠病之间的那种微妙关系产生浓厚的兴趣，以后要继续观察。

2015-06-10

胃胀不食与胸痹方

孙女，81岁，身高152cm，体重38kg，辽宁丹东人。平素好抽烟，生活能自理，1982年胃癌切除1/3胃。近因侄儿过世心情悲伤，遂导致食欲不振，不知饥饱2个月。2015年5月28日初诊：腹胀，饭后腹胀泛酸，嗳气频频，常需借助吗丁啉助消化；易头晕、胸闷。老人脉压大，收缩压达190mmHg，但舒张压不到50mmHg；大便不成形。其人体瘦，色黄暗，对答流利，但愁眉苦脸；苔黄厚，脉弦，脉搏68次/分。处方：肉桂10g，枳壳30g，枳实15g，生姜20g，陈皮20g，茯苓20g，杏仁10g，党参15g，白术20g，干姜10g，生甘草5g，10剂。嘱症减隔天服。6月12日复诊：面带笑容，诉说药后能知饥饱，血压140/60mmHg，精神好转。

秦女，65岁，身高163cm、体重44kg。2015年3月7日以"胃痛3年"主诉来门诊。体瘦，面黄，唇暗淡，焦虑神情。诉食欲不振，多食腹胀，喜嗳气。询知其父母亲均有胃病。检查提示胃下垂1cm、十二指肠球部溃疡、浅表性胃炎、胃窦炎、幽门螺旋杆菌阳性。并有胸闷，尿频尿急，大便不爽等不适。处方：党参15g，白术15g，干姜5g，炙甘草5g，肉桂10g，枳壳15g，枳实15g，10剂。隔日1剂。2015年4月7日二诊：胃脘依然疼痛，进食后胃部板滞感，疼痛发作时觉胸口如有气上不来。4月5日影像诊断：重度胃窦炎伴局部糜烂，胃下垂。血糖7.4 mmol/L。处方一：桂枝10g，肉桂10g，枳实30g，枳壳30g，干姜10g，陈皮30g。处方二：党参15g，白术 15g，干姜 5g，生甘草 5g。两方交替服用，各 10 剂。2015 年 4 月 28 日三诊：药后胃脘疼痛次数明显减少，服药后胃肠咕咕作响，舒适许多。原方续服 20 剂，服法同上。

以上两案均为胃胀不食，均用桂枝生姜枳实汤、橘枳姜汤以及理中汤取效。桂枝生姜枳实汤药仅 3 味，治"心中痞，诸逆心悬痛"；橘枳姜汤药亦 3 味，治"胸痹，胸中气塞，短气"；人参汤即理中汤，参、术、姜、草 4 味，治"胸痹心中痞"。此三方均是治疗胸痹心痛心中痞的经方。何为胸痹？何为心中痞？何为心痛？这是一种以上腹部乃至胸部堵塞感、闷胀感、板室感、疼痛感为特征的证候群。可以理解为有消化道的腹胀、腹痛，或呼吸道的咳嗽、气喘，或循环系统疾病的胸闷、气短等症状。病人常常有"气不够喘""胸口和心窝下堵""胃里像有一块石头""胸口有气上不来"等表述。桂枝生姜枳实汤重用枳实五枚，橘枳姜汤重用橘皮一斤，都是取其破气消痞的功效。秦案初用枳壳、枳实各 15g 无效，转方加倍即痛减；孙案枳壳 30g，枳实 15g，药后居然食欲大增。而且两人均形销骨立，然不避枳实、枳壳；孙案的血压，反而能升高。可见，枳实、陈皮等理气消痞药的用量不能保守。瘦人而腹部按之痞硬者，枳实、枳壳以及橘皮照样可以大剂量使用。

两案均用到人参汤。为何用此方？这是张仲景的经验。"胸痹心中痞，留气结在胸，胸满，胁下逆抢心，枳实薤白桂枝汤主之，人参汤亦主之。"人参汤理中焦，对大便不成形，胃中冷者宜之。人参汤是与他方共煎同服，还是如秦案那样采用人参汤与桂枝生姜枳实汤等分别煎煮，隔日交替服用的方法，也需要临床研究。

至于桂枝生姜枳实汤为何用桂、姜？桂、姜辛热，善于通阳，胸痹、心痛、短气，大多与胸阳不振有关。病心腹痛，见唇暗舌暗者，当多用桂；吐水腹泻，苔白厚或滑，当多用姜。

　　胸痹一病，今人往往误解为冠心病，这种看法需要纠正。从《金匮要略·胸痹心痛短气病脉证并治》中一些小方的临床应用来看，胸痹病也见于消化系统疾病和呼吸系统疾病。以上两案是严重的胃病，但用胸痹小方却能取效迅速，可以证明。

2015-06-14

桂枝汤加黄芪治疗吻合口溃疡

Y 先生，68 岁。素体肥健，有糖尿病。去年 12 月食道癌手术后出现胃壁坏死，再次手术后吻合口难以愈合，无法进食，只得采用空肠补给维持生存；3 个月后病情依然如故，思食而不能食，鼻子整天插着胃管，非常痛苦。

我 3 月下旬接诊，先用黄芪 30g，肉桂 10g，煎汤从胃管注入，服后舒适。后来黄芪逐渐加量至 60g，至 5 月下旬，胃镜提示伤口虽很小，但有少许渗液至胸腔，肺部有炎症。6 月，我再次前往病房，见病人形容憔悴，眼袋大，舌头嫩，有汗。处方：生黄芪 30g，肉桂 10g，白芍 10g，炙甘草 5g，生姜 3 片，红枣 30g。每天 1 剂。服用 1 个月，病人家属告诉我病人感觉很好，已经开始进食 1 周。8 月，能一天吃两碗稀饭和面条，情况良好。因为空腹血糖升高，家属对方中红枣有顾虑。我强调血糖不是问题，过低反而让人吃不消，嘱原方续服。9 月，Y 先生出院回家调养，血糖正常。10 月，胃管终于拔除。12 月，体重上升 2kg，空腹血糖 7 ～ 8mmol/L，餐后在 13 ～ 15mmol/L。患者精神、体力均非常好，对疗效满意。现在依然服用原方。

此病是虚劳重症，两次手术，气阴大伤，前后服药半年多，溃疡愈合，胃管终于拔除，体重上升，病情步入坦途。可见肿瘤患者的调理不能求速效，当图缓功。食道癌为何不用炙甘草汤？因为此人无贫血，大便不干结，也无心律不齐。

为何不用薯蓣丸？因为此人并非食欲不振，营养不良，是有食欲但不能食。为何选用桂枝汤？因为桂枝汤调和营卫，燮理阴阳，是一种体质调理方，适用于大病后、手术后、产后、剧烈运动后往往出现自汗、食欲不振、心悸、失眠、虚弱等。正如郑钦安所谓："仲景以此方冠一百一十三方之首，而曰调和阴阳，试问人身阴阳调和，尚可得病也否？尚可得生疮也否？"（《医理真传》）

为何加黄芪？因为其病是溃疡，且在上消化道。黄芪善于长新肉，可以治疗溃疡，《神农本草经》记载主"久败疮"。20 世纪粮食匮乏的年代，许多人的胃溃疡腹痛，用黄芪建中汤效果绝佳。用黄芪建中汤，其人或昔肥今瘦，或瘦人有浮肿，但必须有食欲而不得食者。黄芪抑制食欲，如果食欲不振者，黄芪当少用，或不用。

那么，本案患者为何不直接用黄芪建中汤？是因为患者怕甜，故饴糖不用；无腹痛，故芍药不必重用。

看病就是这样，必须做到方证相应、药证相应，丝丝入扣，方能确保安全有效。

2015-12-17

能治痛经的黄芩汤

近来接到几位痛经患者的反馈，黄芩汤有效。

W女士，37岁，体态丰腴，头发乌黑油亮，面润唇红。痛经4年，每次剧痛，在床上打滚，甚至晕厥，经常使用止痛栓剂，最多一次经期用12片。诊断为子宫腺肌症。去年11月下旬来诊。询得其月经量大，烦躁怕热，入睡难，夜间盗汗一夜更衣数次，痔疮常发。断为热性痛经。处方：黄芩20g，白芍20g，生甘草5g，红枣20g，水煎服，每周服5剂。此方间断服用至今年3月，疼痛明显缓解，无须止痛栓。

T女士，46岁，中等身材，脸颊虽有少量色斑，但明眸红唇，风韵犹存。去年11月来诊，诉经来腹痛剧烈，并下肢抽筋。检查雌二醇674pmol/L（卵泡期），查子宫肌瘤36mm×24mm。用黄芩汤：黄芩15g，生白芍20g，生甘草5g，红枣20g，20剂。每周服5剂。今年3月初复诊：告知痛经消失，查雌二醇降至168pmol/L（卵泡期），子宫肌瘤30mm×25mm。

痛经是妇科常见病，中医认为的原因很多，寒凝、气滞、湿热、血虚、瘀血等均有可能，用方也很多，黄芩汤适用的仅仅是一种热性痛经。其病大多痛势剧烈，常常翻滚惨叫，或依赖止痛剂；月经量大，有血块，经血黏稠色深红。检查多见子宫增大，或有盆腔炎、子宫腺肌症、子宫内膜异位症、子宫肌瘤等。其人大多唇红舌红，烦躁难眠，手足心热，脉多滑数；或有痔疮肛裂便血，或有身热盗汗，或晨僵关节肿痛，或干呕腹泻，或头痛乳胀；其大便或泻臭秽，或干结难解，大多肛门口灼热。

黄芩汤是《伤寒论》方，原文为："太阳与少阳合病，自下利者，与黄芩汤。"后世多用黄芩汤治疗热利，如痢疾、肠炎等。为何能治痛经？这与黄芩汤的主治有关。黄芩汤方用黄芩三两，芍药二两，甘草二两，大枣十二枚，全方可以看作黄芩与芍药甘草汤的组合。芍药甘草汤专治"脚挛急"，而痛经本身就是一种子宫平滑肌的挛急状态。临床所见，适用黄芩汤的痛经患者，常常伴有腹肌拘挛，或腹痛，便秘、腹泻交替，或腰痛腿痛，或头痛，或乳房疼痛，特别是下肢易于抽筋，黄芩专治伏热。黄土汤治"下血""先便后血"，泻心汤治"吐血衄血"，两方均有黄芩，是因黄芩能清血热。黄芩汤治"自下利"，葛根黄芩黄连汤治"利遂不止，脉促者"，是黄芩清肠热。三物黄芩汤除"四肢苦烦热"，半夏泻心汤、生姜泻心汤、甘草泻心汤等治"心下痞"，是因黄芩既能除热痹，也能除热痞。可见，黄芩能清里热，专清深伏血分及肠道之热，如配芍药、甘草，则热痛是其主治目标。

其实，黄芩汤不仅能治热性腹泻及热性痛经，许多以疼痛、出血、关节肿痛为表现的肠道、生殖道、关节的炎症及充血性疾病也有应用的机会。试举一例：S女，23岁。骶尾骨及左下肢牵扯疼痛，检查发现抗"O"、C反应蛋白、血沉均很高，但用抗生素治疗无效，西医莫名其病。其人肤白唇红，询得也有痛经，并有痔疮、肛裂、便血。我用黄芩汤原方。1个月后复诊，腰骶疼痛消失，化验指标也恢复正常。

顺便说一下，黄芩过用恐有食欲下降、恶心等不良反应，但是，黄芩汤是复方，只要方证相应，不仅汤液不苦口，还不会伤肝败胃。不过，方中有大枣 12 枚，请不要忽略。

2016-04-14

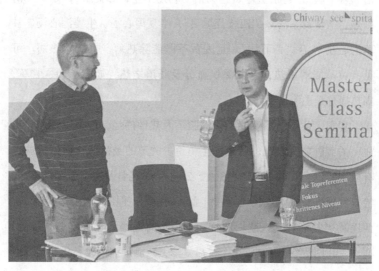

海外讲学（2017 年 10 月于瑞士）

小柴胡汤与亚甲炎发热

最近用小柴胡汤加味治疗亚甲炎发热 2 例，效果满意。

C 女士，49 岁。月经期外出旅游受凉，遂发热，持续 10 余天，下午开始升高，夜里达 39℃；颈部疼痛厉害，吞咽困难，被确诊为亚甲炎。未服激素及"西乐葆"，纯用下方：柴胡 30g，黄芩 15g，姜半夏 10g，党参 15g，生甘草 15g，生姜 20g，红枣 20g，荆芥 20g，防风 15g，7 剂。煎成 15 袋，每天吃 3 袋。服药第 2 天体温即下降，3 天后恢复正常，再以柴归汤小剂量善后。

Z 女士，30 岁。亚甲炎发热 20 余天，汗多热退不清，晚上高达 39℃。咽喉疼痛剧烈，牵扯到肩颈部，痛苦不堪。住院后拒绝用激素，但服中药一直体温不退。来诊时眼睛有神，舌苔厚腻。我用小柴胡汤合半夏厚朴汤：柴胡 30g，甘草 10g，3 剂。药后发热虽然没退，但精神好转，食欲好转，舌苔变薄，唯有头颈部抽痛。原方加荆芥、防风、桂枝、芍药，3 天后体温基本正常而主动出院。但 2 天后体温回升至 39℃，咽痛反复，颈痛甚剧，吞咽困难，而且出汗不多，皮肤瘙痒，病人几近焦虑。改方：柴胡 60g，黄芩 20g，姜半夏 15g，党参 20g，生甘草 30g，干姜 5g，红枣 30g，厚朴 15g，紫苏叶 10g，荆芥 30g，防风 20g，白芍 30g，枳壳 20g，连翘 60g，生石膏 50g。1 剂热退痛止。随访半月，体温正常。因月经逾期不至，改用柴归汤，月经即至。

亚甲炎（即亚急性甲状腺炎）多见于中年妇女，发病有季节性，夏季是其发病的高峰。起病时患者常有上呼吸道感染。早期起病多急骤，呈发热，伴以怕冷、寒战、疲乏无力和食欲不振。最为特征性的表现为甲状腺部位的疼痛和压痛，常向颌下、耳后或颈部等处放射，咀嚼和吞咽时疼痛加重；病变腺体肿大、坚硬，压痛显著。有的患者可伴有甲状腺功能亢进。本病病程长短不一，可自数星期至半年以上，一般为 2～3 个月，故称亚急性甲状腺炎。

亚甲炎发热用小柴胡汤，是我正在进一步验证的经验。为何亚甲炎发热可以用小柴胡汤？其依据是：第一，亚甲炎的发热，短则十天半月，长则数月。通常每天傍晚开始体温上升，发热时寒热交替，半夜到凌晨退热，退热时伴有出汗。这种热型，与小柴胡汤主治的"往来寒热""休作有时"一致。其二，亚甲炎患者多伴有甲状腺肿大疼痛。而颈部的疼痛，可以视为小柴胡汤证"胸胁苦满"的延伸。其三，临床观察发现，亚甲炎的发热大多见于女性，特别是见于月经期感冒后的持续发热。这种经期发热，与《伤寒论》所谓的"热入血室"相似，而热入血室证的主方，就是小柴胡汤。小柴胡汤用于亚甲炎发热，起效比较快，通常在 3～5 天内退烧。

小柴胡汤用于亚甲炎发热，柴胡的用量宜大，通常为 30～60g。张仲景小柴胡汤用柴胡为半斤，如按一两等于 15g 折算，应该达到 120g，我的用量还是保守的。另外，柴胡宜用地下部分，即柴胡根。如用柴胡叶，退热效果不能保证。有报道说，柴胡的地下部分与地上部分中柴胡皂苷的含量有七倍之差。退热时柴胡要重用；甘草也应重用，其用量我多采用柴胡的一半。柴胡、甘草是小柴胡汤的主药，从《伤寒论》原方加减可见，方中黄芩、人参、半夏、生姜、大枣均可减，唯柴胡、甘草不可去。柴胡、甘草同用退热作用好。宋代《普济本事方》以柴胡、甘草同用，治疗伤寒之后体瘦肌热，名柴胡散。

以上两案，为何均加荆芥、防风？柴胡、荆芥、防风，是后世常用的药对，荆芥连翘汤、荆防败毒散、十味败毒散等方中均有如此组合，大多用于发热、肤痒、身体痛为特征的疾病，加入小柴胡汤有加强祛风散热透邪的功效。Z案用了大剂量生石膏、连翘，是因为其甲状腺肿大发硬；合用了半夏厚朴汤、枳壳、白芍，是因为患者焦虑不安、食欲不振，而且咽喉多痰、颈部疼痛。如伴有甲亢、多汗、口渴、心律快，还可合白虎汤。

亚甲炎后期，常常出现月经量少或稀发，光用小柴胡汤是不够的，需要合用当归芍药散。此合方，本人简称柴归汤。柴归汤能够消除疲劳感和恶风怕冷感，并能够增加月经量，让脸色红润、情绪高涨，是亚甲炎患者后期常用的调理方。

2016-06-11

大半夏汤治疗胃反病

Z 老，某部队歌舞团老团长，年龄虽已经八十开外，身体尚健。今年 3 月他突发胰腺炎，5 月再发，住院后发现有胆管结石，内窥镜下手术取石失败，只得装支架而作罢。几次大病并禁食，再加连续使用抗生素，老人体重大减，食欲全无，而且不能进食，食入即吐，每天靠输液度日，人日渐枯槁。我一周前去会诊。其人神情默默，气馁声低，其腹扁平而无弹性，其舌光无苔如猪肝，其脉弱无力。我认定是胃反病，肠内液枯，胃虚失降，是大半夏汤方证无疑。处方：生晒参 10g，党参 30g，姜半夏 15g，蜂蜜 250g。嘱咐药房技师煎药前将蜂蜜与水充分混合均匀后入煎，并嘱咐病家服药时少量缓缓咽下。下午开方，晚上药送到。初服 60mL，觉汤液可口，并无不适，继而服完 150mL，一夜好睡；翌日按时服药，竟然一天不吐；后逐日开胃进米粥、烂面条等，因缺钾，吃苹果、香蕉泥等也十分香甜可口。持续近月的食入即吐现象由此消失。

大半夏汤是古代治疗胃反病的专方。首见于《金匮要略》，药仅三味，"半夏二升，人参三两，白蜜一升，以水一斗二升，和蜜扬之二百四十遍，煮药取半升。温服一升，余分再服"。《金匮要略》谓治"胃反呕吐者"。《千金方》说本方主治"胃反不受食，食入即吐者"。"胃反"是古代病名，以"朝食暮吐，暮食朝吐，宿谷不化"（《金匮要略·呕吐哕下利病脉证治》）为特征。张仲景时代恐是一日两餐，分在朝暮两个时段。朝暮到两餐之间隔大约为 6～10 小时，而暮食到朝食之间隔则要更长。"宿谷不化"提示胃的腐熟机能下降和排空障碍。总而言之，反胃病是一种比较严重的消化功能障碍，现代临床上抗生素呕吐、幽门梗阻、神经性呕吐、贲门失弛缓症、放化疗后胃肠道反应、妊娠呕吐等可以见到。

不过，这种胃反多见于体质虚弱消耗明显的病人。或反复呕吐，或长期禁食，或屡用苦寒攻下药物，体内津液丢失殆尽。病人大多消瘦枯槁，或舌光无苔，或大便干结难出，或气短乏力。也就是说，虚人久吐，才用大半夏汤。为什么呢？我们可以看看大半夏汤的组成。方中的半夏是止呕要药，张仲景方中凡用半夏者，大多都有呕吐。人参补气液，张仲景多用于大汗、大吐、大下之后体液不足者，尤其适用于"心下痞硬""不受食"者。所谓的心下痞，是上腹部不舒服；而硬，是腹肌无弹性，消瘦者多见。《外台秘要》关于大半夏汤方证的表述很清晰："治呕而心下痞硬者。"白蜜，即蜂蜜，能"缓药势，益脾气"（《经方例释》）。张仲景是用蜂蜜的高手。《伤寒论》蜜煎导一方，单用蜂蜜熬制成饴状，外用治大便干结；还有猪肤汤一方，用白蜜与猪皮、米粉熬制成羹，治阴虚咽痛。另外，陶弘景说蜂蜜能主"食饮不下"（《本草经集注》），民间也有用蜂蜜冲服治老年便结的生活常识。这些经验，都为大半夏汤用蜂蜜注解，对于瘦弱之人的胃肠道功能减退，特别是便秘干结、不食者，蜂蜜不可或缺。程门雪先生说得好："近人以半夏性燥，每多忌用，殊不知半夏得参、蜜，则不燥而专行降逆之功。"可见，大半夏汤是一首润燥养胃的止呕方。

与大半夏汤相近的是小半夏汤，药用半夏、生姜两味药，也是止呕方。张仲景用于"诸呕吐，谷不得入"（《金匮要略》）。两方的区别在哪里？其一，小半夏汤以呕为主症，恶心感突出；而大半夏汤以吐为主症，通常吐之前没有恶心表现。其二，小半夏汤证是"谷不得下"；大半夏汤证是能进食，但消化障碍，被迫吐出。其三，小半夏汤证不食亦吐，甚者食不得下；而大半夏汤证食后则吐，不食则不吐。其四，大半夏汤腹证有心下痞硬；小半夏汤证至多心下痞，但不硬。

大半夏汤的煎服法特别。第一，需要久煎。一斗二升水加上一升白蜜，仅仅煎取一升半药液，可见煎煮的时间较长。第二，蜂蜜与水要充分混匀后煎药，"和蜜扬之二百四十遍"。其理何在？另据莫枚士先生考证，煎大半夏汤的水应该是泉水（《经方例释》）。其理又何在？我一时无法臆测。

2016-06-18

黄芩汤治伏热腰痛

Z老妪，年近七十，腰椎间盘手术后近1个月，但依然腰痛如折，牵扯下肢酸麻胀痛，腰部灼热，足部冰冷。我见其人体丰腴，肤色白，精神饱满，脉象滑数，舌红苔干。断为内有伏热。方用黄芩汤加黄柏方：黄芩20g，白芍30g，生甘草20g，红枣20g，黄柏15g，每天1剂，先吃3天。今天，其子电话告诉我：其母疼痛明显减轻，局部热感减，下肢转为温热。嘱其原方继续服用3天。

用黄芩汤治疗伏热腰痛，是我近几年摸索到的经验。先前曾经介绍过，S女，23岁，骶尾骨及左下肢牵扯疼痛，检查发现抗"O"、C反应蛋白、血沉均很高，但用抗生素治疗无效，西医莫名其病。其人肤白、唇红，询得也有痛经，并有痔疮、肛裂、便血。我用黄芩汤原方。1个月后复诊，腰骶疼痛消失，化验指标也恢复正常。今年清明节后，原有腰椎病的老母亲腰酸楚不适，起床时更为艰难，左下肢牵扯感，自己用艾灸膏药无效反剧。我母体质素健，嗓音大，脉大有力。2年前腰椎手术后椎间隙感染，我曾用泻心汤、越婢加术汤等治疗而安。此次腰痛，也作为热证治，用黄芩汤原方。2剂后减轻，5天后就复原如初。那天见Z老妪如此这般，心中有底，不假思索，便处黄芩汤。加黄柏，是因为其局部灼热。

黄芩汤中的白芍、甘草，是张仲景治疗脚挛急的重要组合，两药等量使用，就是千古名方——芍药甘草汤，治疗"脚挛急"的效果如神，古代还有"去杖汤"之雅称。如其人阳虚寒重，可加附子、乌头；如其人内有伏热，当加黄芩、黄柏。临床上，寒湿腰痛多见，热痛亦不少见，前面所提及的3则案例，就是属于伏热腰痛。伏热腰痛的识别，一看其人多精神饱满，肤白、唇红、舌红；二问其身热多汗、易汗，其大便或干结或黏臭，肛门灼热，或有肛裂；三看其关节处红肿发热；四是摸脉见滑数者多。

黄芩汤药仅4味，然起效甚捷，而其药价，一天不会超过10元。如此药方，如此看病，老百姓谁不说俺中医好？！

2016-07-18

当归芍药散治便秘

前几天早晨，打开微信朋友圈，见到一位微友的帖子："便秘 15 年，膀胱及肾盂癌 3 年，单肾切除 5 个月，服药仅 2 剂，今早老妈轻松解出正常大便。"这位微友还把我写的病案同时附上 2016-07-13 治疗肾盂癌、膀胱癌，左肾切除术后 5 个月的案例。病人已经化疗 8 次，无不适，但尿泡沫多。便秘 15 年。平时体力好，每天步行十余里。高血压、高胆固醇血症、胆结石。眠食均佳，便秘 3 天一解，干结如栗。当归 15g，川芎 20g，生白芍 60g，生白术 60g，茯苓 20g，泽泻 15g。每天 1 剂，7 剂。

我想起来了，那是一位精神饱满，但脸色略黄、轻微浮肿貌的老人。她最痛苦的主诉就是便秘，不吃泻药不便。按压其腹部松软，舌苔也不厚。这是一种虚秘。我用的方是当归芍药散。

当归芍药散见于《金匮要略》，是古代的养胎方，有养血、调经、利水、止痛的功效。方用当归三两，芍药一斤、川芎半斤、茯苓四两，泽泻半斤、白术四两。上六味，杵为散，取方寸匕，酒和，日三服。原方用来治疗"妇人怀娠，腹中痛""妇人腹中诸疾痛"。后世多用于妇产科疾病，临床以腹痛、浮肿、头眩心悸、口渴而小便不利等为应用抓手。以腹痛、出血为表现的妇科疾病，如痛经、闭经、不孕症、功能性子宫出血等；以浮肿、腹泻为伴有症状的围产期女性胎位不正、胎儿发育不良、先兆流产、习惯性流产、妊娠高血压综合征等；以面色黄、浮肿为表现的免疫性肝病、慢性肝炎、肝硬化、桥本病、缺铁性贫血等；以伴有月经量少、腹泻为表现的痤疮、黄褐斑、脱肛、痔疮等，均有应用当归芍药散的机会。

当归芍药散治疗便秘，我有不少案例。通常多用于女性或高龄老人。症见大便干结如栗，而且先干后溏；其人多面黄肤干，腹部按之柔软，下腹部或有包块，或有压痛，或有腹痛、痛经、脚抽筋等。这种便秘，是脾虚，大黄、芒硝用不得，生地、苁蓉也无效。我通常用当归芍药散，白芍和白术要重用。

2016-07-19

吴茱萸汤和当归四逆汤治头痛

"头痛太厉害了，眼珠子像要脱出来，额头前火辣辣的，太遭罪了……"她眉头紧皱，浮肿的眼睛里流着泪水。这位东北的大妈被头痛折磨了多年，特别是这3个多月来发作程度更重，被当地医院诊断为肥厚性硬脑膜炎、血管炎等。

她是11月7日来到我诊室的。她刚过50岁，个高，肤色苍白，眼睑浮肿。她告诉我，头痛非常剧烈，隔天发作，发作时疼痛难忍，局部灼热感，但周身又冷，每次发作都大哭。前天呕吐3次，呈喷射状。她告诉我，年轻时冷库工作3年。患有银屑病。2010年曾高烧，出院时怀疑韦格纳肉芽肿性血管炎，一直服用激素等至今。其父有小脑萎缩。我给予止痛剂吴茱萸汤：吴茱萸15g，党参15g，干姜10g，红枣30g。7剂。

5天后复诊，其精神状态判若两人。说4剂药后疼痛可以忍受，服第5剂药时头痛发了1次，疼痛持续时间缩短。近来手足出现麻痹，发作时手掌苍白。效果已经显现，继续配合调理体质。方一：吴茱萸15g，党参20g，干姜10g，红枣40g。方二：当归15g，桂枝15g，白芍15g，炙甘草10g，细辛5g，红枣50g，通草5g。两方均取15剂，嘱隔日交替服用。昨天来信，欣喜地告诉我回东北后10多天了，头痛一直没有发作。

吴茱萸汤是古代的止痛、止呕方。其经典方证为"食谷欲呕"

（《伤寒论》243 条）、"少阴病，吐利，手足逆冷，烦躁欲死者"（《伤寒论》309 条）、"干呕，吐涎沫，头痛者"（《伤寒论》378 条）、"呕而胸满者"（《金匮要略·呕吐哕下利病脉证治》）等。从后世医家医案看，吴茱萸汤证多见以下四种情况：第　，头痛。以头顶为主，痛势剧烈，如裂，如锥扎，或以毛巾缠头，或呻吟不止，或以手自打其头，如狂状，或抱头跳跃，既不能听，又不能答，在室内一刻也不停地转动。也可以用于腹痛，其痛多有鼓起包块。第二，呕吐。或吐水或清稀痰涎，或干呕频繁，或有醋心吞酸，也有嗳气者。多食不知味，胃内发冷。第三，手足逆冷。手足冰冷，或腰背冷痛，或自觉口鼻、牙齿冰冷难忍。第四，烦躁欲死。极度烦躁貌，或畏光、畏声音，或难以入睡，多梦易醒，或虽卧床而屈膝伸腿，辗转反侧，或摆手摇头，极不安宁。本案有剧烈的头痛伴有呕吐，而且怕冷，符合吴茱萸汤证，方证对应，效果立显。

当归四逆汤也是镇痛方，但还有散寒的功效，适用一种以四肢冰冷发紫、脉细、疼痛如刺为临床特征的寒性体质，多见于女性。经典方证为"手足厥寒，脉细欲绝者"（《伤寒论》351 条），临床应用要抓住其人面色青紫、四肢如冰疼痛、末端暗红色或淡紫、舌淡苔白不渴、有冻疮或冻疮史为凭据，不必悉具，有一二证即可。此患者面色青白、周身怕冷，并有手足麻痹，再加上其病在血管，与当归四逆汤证相合。

肥厚性硬脑膜炎也好，韦格纳肉芽肿性血管炎也好，都是比较棘手的疾病，患者虽经多年的激素以及甲氨蝶呤治疗，依然无法控制症状，头痛反而更加严重，而两张小小的经方居然能使其安然，至少近期效果是肯定的。

另外，两方隔日交替服，而不是两方相合，是本人近来摸索的一种服用法。考虑到每张经方都是有结构的，加减会影响结构，共煎、分煎也会有微妙的变化。所以，这是一种谨慎的做法，效果如何，有待观察。

2016-11-30

平冲定悸的苓桂甘枣汤

苓桂甘枣汤是茯苓桂枝甘草大枣汤的简称，定悸的效果来得快，而且安全。下面说个今年5月在家乡接诊的案例。

卢老汉，77岁。5月22日初诊：颧骨高凸，两颊深陷，满口假牙已经松脱，说话口齿不清；舌头胖大而紫暗，舌面堆积着浑浊的白苔。他的嗓音嘶哑："没有气力哇，头晕，晕……胸口难受，这里……"他伸出手，摸着胸口。家人告诉我，老人有高血压病、房颤、脑梗。最近经常晕厥跌倒，也为此住过医院。希望中医调理。我让病人躺下。他确实很瘦，舟状腹，按之扁平没有弹性，空荡荡的裤管里瘦削干枯的小腿满是皮屑；脉是空大的，按之硬，脉律不齐。"他是'桂枝人'！"我当即处方：茯苓40g，肉桂10g，桂枝10g，炙甘草30g，红枣50g，5剂。

6月22日复诊：老人的精神状况明显好转，脸色也显得红润些。他高兴地告诉我，7剂后心慌心悸、起立头晕即明显减轻，胃口和体重都增加了。家人说，上方已经连续服用了17剂。因为还有乏力气短，我在原方上加龙骨、牡蛎、党参，嘱继续间断性服用。

苓桂甘枣汤是平冲定悸方。《伤寒论》用于"发汗后，其人脐下悸者，欲作奔豚"（65条）。脐腹部有强烈的搏动感，如有上冲攻动的小猪，人不仅慌乱难受，甚至可以晕厥，张仲景形象地描绘了一个具有强烈心慌心悸的患者。这种情况，大多出现在循环系统疾病和精神神经系统疾病过程中，特别是心功能不全、房颤、心律不齐、低血压、动脉硬化、心脏瓣膜病等。这位老人以心悸、晕厥为主诉，是严重的心脑血管疾病。从主治疾病谱对照，用茯苓桂枝甘草大枣汤是合适的。

不过，用苓桂甘枣汤还要看人是否瘦弱，舌质是否暗淡，脉搏是否无力，"桂枝人"是一种重要的参照系。"桂枝人"是对适用大剂量桂枝、肉桂以及长期使用桂枝类方的人群的一种简称。其人多消瘦憔悴，易出汗，易心悸，尤其以舌暗淡或紫暗、舌质胖嫩、脉弱为特征。难道胖的人就不能用此方吗？这倒不能把话说绝，有时也有这种可能。但从苓桂甘枣汤药物组成来看，十五枚的大枣，再加上二两甘草，按常理只能用于瘦人，或者说，其人没有浮肿，没有虚胖。甘草让人浮肿，大枣让人肥壮，你看《伤寒论》上的甘草方，大多用在剧烈的汗、吐、下以后，此时体液丢失严重。大剂量的大枣方，大多用于"虚劳不足"，如炙甘草汤用大枣三十枚，薯蓣丸大枣用百枚。

经方中定悸方很多，有些方与苓桂甘枣汤很相似。如苓桂术甘汤不用大枣而有白术，则其特点在利水定悸，可用于饮聚水停的"心下逆满，气上冲胸，起则头眩"，大多见于伴有胃下垂、胃潴留、腹泻等消化道疾病者。茯苓桂枝五味甘草汤也不用大枣，而用五味子，其特点在固脱定悸，可用于咳喘患者出现多唾口燥，脉微厥逆，"面翕热如醉状""小便难，时复冒"时，这多是心肺疾病的虚脱之兆，支气管炎、支气管哮喘、肺气肿、低血压等多见。一味药物之差，方证同中见异，经方的严谨性于此可见一斑。

2016-12-02

大柴胡汤也助眠

这几次我在江阴接诊的启东患者很多，大多是失眠。一问，几乎都是一位姓徐的患者介绍过来。我想起来，这位患者40岁不到，中等个子，眼睛不大，肉结实，肚子滚圆，满面油光。问他何苦？答曰失眠，经常靠安眠药。他说，中药也吃了不少，但看不出效果来。摸他肚子硬邦邦的，吃完饭常常打嗝发胀。我给他服用的大柴胡汤加黄连。

大柴胡汤怎么能治失眠？理由一是大柴胡汤能治胃及食管反流。反流后的腹胀腹痛，胸痛烧灼，常常逼迫患者半夜醒来，或喝水，或起坐，所谓"胃不和则卧不安"。理由二是大柴胡汤能解郁除烦，让人放松，让人开心，经典方证的"郁郁微烦"就包括了睡眠障碍在内。理由之三是大柴胡汤主"热结在里"，药后大便通，内热清，积滞除，心定自然眠；如加黄连、栀子等，助眠更佳。此类患者，近年来临床多见，或有高血压、高脂血症，或有胆囊炎、胆结石，或有胃及食管反流症。其人大多体格壮实，上腹部充实隆起，舌苔多厚。

当今中医治失眠多用安神药，如合欢皮、夜交藤、酸枣仁、灵磁石、珍珠母之类，临床取效者寥寥。这种思路的问题在于简单化，"头痛医头，脚痛医脚"而已，不是中医的思维。前人有句话说得好："见痰休治痰，见血休治血，无汗不发汗，有热莫攻热，喘生毋耗气，精遗勿涩泄，明得个中趣，方是医中杰！"那么，如何明识个中意趣？关键是方证相应。方证是临床安全有效使用此方的证据，方证相应才能有效，对证的方就是治本的方！为何给失眠的徐某用大柴胡汤？就是因为他有反流的病，又有那个硬邦邦的大肚腩！

由徐某介绍过来的失眠患者，有的用真武汤，有的用温经汤，有的用柴胡加龙骨牡蛎汤。有人问：我能否服用徐某的方？我说："你们长得像他吗？人不同，方就不同。中医治的不是病，而是病的人！"

2017-08-27

桂枝茯苓丸加味治久咳

上个月回老家，C先生因咳嗽3月余求治。据他说，咳嗽夜甚，往往咳几分钟后自止，有时会咳出白色黏痰，咽喉不适，常清嗓，深呼吸时有压迫感，前胸及后背均有不适，CT提示有轻微的肺气肿。另有睡眠多梦，每天凌晨三四点必醒，且难以再眠，晨起无神清气爽之感。多食或吃油腻食物胃胀并嗳出油腻味，大便无力。有腰椎间盘突出病史，小便频、尿等待、尿不尽和尿分叉等症状俱有，其他血液生化指标无异常。

C先生曾经是企业高管，现已退休，生活规律，无不良嗜好，有心脑血管疾病家族史。他体型偏瘦，脸色有些潮红，嘴唇和舌质暗红，眼睛有神，但隐隐有血丝。咽喉充血，脉象无力。我的处方是桂枝茯苓丸合橘枳姜汤加川芎：桂枝10g，肉桂5g，茯苓15g，赤芍15g，丹皮15g，桃仁15g，陈皮20g，枳壳20g，干姜5g，川芎15g。这个月反馈，服用7剂后咳嗽明显好转，后又续服7剂，已经基本不咳。

据我观察，临床上像C先生这种久咳患者并不少见。其人大多脸色暗红，唇舌紫暗，上有头晕、健忘、失眠等，下有腰痛脚弱、小便淋漓等。体型有胖有瘦，瘦弱的老人居多。其现代诊断，多为慢性支气管炎、支气管哮喘、肺纤维化、间质性肺炎、肺气肿等。

治疗这种咳嗽，一般的止咳、化痰、清热方药通常效果不明显。温习经典原文，这些患者的临床表现大多与《伤寒论》《金匮要略》

中所描述的"气上冲""面如醉状""咳逆上气""短气""胸痹""虚劳腰痛""少腹拘急""少腹不仁""小便不利"等相似，主治这些病证的经方，有肾气丸、苓桂术甘汤、桂枝汤、橘枳姜汤、桂枝枳实生姜汤等。按后世医家的解释，这种久咳是"下虚上实"。下虚，是下半身无力，或腰痛，或脚冷，或大小便无力；上实，是气血上冲头面胸膈，或头痛头晕，或咳逆上气，或胸满痰多。后世方的苏子降气汤、金水六君煎、麦味地黄丸等大多主治这种病证。从以上配方的组成看，大多不离桂枝（肉桂）、茯苓、丹皮、芍药、当归、地黄、枳壳、陈皮、生姜等药物。

我在多年的临床摸索中，更倾向用桂枝茯苓丸加味。胸闷气短、吐白痰者，合橘枳姜汤；胸痛、便干结者，加当归、川芎、丹参；气喘多汗、心悸者，加山萸肉、五味子；下肢浮肿、腰膝疼痛者，加怀牛膝；如果患者体格壮实，伴有胃及食管反流的，当合用大柴胡汤。无论如何，桂枝茯苓丸的五味药物是不变的。如此用药，取效者甚多，C先生只是其中一例。

桂枝茯苓丸为什么能治咳？应该与改善"下虚上实"的这种状态有关。从临床观察，许多久咳患者症状减轻的同时，睡眠改善，面部潮红减轻，腰腿变得有力，大小便顺畅。我推测桂枝茯苓丸证应该与血液的分布异常有相关性，即下半身缺乏有效的供血，上半身又出现反射性的充血状态。但桂枝茯苓丸又是如何改善供血状况的？这需要药理学家的研究。

2017-09-03

温经汤的惊喜

这次回老家，M董事长赶来转方。他高兴地告诉我，胃痛消失了！他比起3周前的他，气色红润起来，似乎年轻了许多。

9月下旬，我刚从美国回来就接到他的电话，说午后胃痛已经多天，胃镜诊断是浅表性胃炎伴胆汁反流，想来门诊。我便让他网上发来照片和检查报告单，看看能否开方下药。照片上的他，比起前几年更加瘦弱憔悴。这种瘦，是一种干瘦，而且蒙着一层黑黄，脸上刻着道道皱纹。他是我的老患者，很早就有阳痿、肺气肿，还有失眠等病。他在电话中告诉我，还有肛门下坠感，恼人！我的处方：吴茱萸5g，姜半夏10g，党参15g，麦冬15g，炙甘草5g，肉桂10g，白芍10g，当归10g，川芎10g，丹皮10g，阿胶10g，干姜5g，红枣30g，15剂，煎成30袋，每天2袋。这是温经汤。没想到，药后胃痛居然消失，脱肛虽然没有全好，但坠胀感也轻松了一些。

温经汤是古代的助孕方、调经方，是女人方。以前我几乎不用于男性。这次我在美国讲学时，有学员提及用温经汤治疗老年男性的失眠有效。我也想起前年学术会议上有人介绍用温经汤加韭菜子治疗男子精子活力下降和数量不足。看来，温经汤也能用于男人。恰好这时，被胃痛困扰的M先生出现了，我试用温经汤的效果也让我惊喜。

我是如何想到温经汤的？首先，M先生干枯憔悴，犹如《金匮要略》描绘的那个"病下利数十日不止"的更年期女人。其次，他的胃痛，就是温经汤证"腹满""少腹里急"的另一种表述。再有，他胃痛在下午出现，符合温经汤证"暮即发热"的发病规律。当然，以前我有用温经汤治疗更年期女性胃肠病的经验，这也很重要。

为什么温经汤对 M 先生有效？其中的道理确实说不清。不过，从药证推测，温经汤中的吴茱萸、生姜能止呕，麦冬、半夏能降逆，白芍、甘草能缓急止痛，这些都是胃肠病的常用经典配伍。另外，方中人参、麦冬能长肉，阿胶、当归能润肤，桂枝、芍药能建中，这些也是张仲景虚劳病常用药对。根据本人临床观察，温经汤能让一些消瘦的更年期女性体重上升，虽然不能还青春，但也能讨得最后的丰腴，尽徐娘的风韵。男女都是人，女人可以，为何男人不行？我推测，那些精气不足的瘦弱干黄的男子，温经汤应该不失为一张强精良方。

有个动物实验报告值得关注。这几天的微信公众号"汉方循证情报速递"发表了一篇译文，提到日本科研人员 Kumpei lto 等在帕金森病的动物模型上，发现温经汤能通过缓解应激反应改善睡眠质量以及运动功能。这个报道让我想了好久。帕金森病是一种神经系统退行性疾病，晚期的患者大多消瘦、肌肉萎缩、吞咽困难，这与古代的虚劳病相似，也与温经汤的适用人群相去不远。从方人关系来看，炙甘草可以选用，薯蓣丸、温经汤也可以选用。

借此案，我想强调中医治病的一个重要原则，那就是对人用方。把体重、气色、食欲、睡眠等作为调理的目标，从整体出发调控生命，追求一种"阴阳自和"的状态，是中医的特色之一。经方，是一串串调控生命状态的金钥匙。

2017-09-26

让人高兴的竹叶石膏汤

今天学生告诉我，那位服用竹叶石膏汤的中年妇女能进食了，鼻饲管拔掉了，已经出院。从照片上看，她胖了不少，脸色好看了，眼睛也有神了。

她是 9 月 15 日坐着轮椅来诊的患者。那天的她，皮包骨头，脸色蜡黄。她插着鼻饲管，讲话有气无力。她女儿告诉我，她妈妈呕吐、无法进食已经两个多月了，住了好几次医院，诊断是胆汁反流性胃炎、重度胃下垂、胆囊炎、营养不良、抑郁症等，但治疗效果不好。现在有盗汗，每天衣被均湿，还有口干，不时要喝水。我让她张开嘴：舌红苔少而且干燥，摸她的脉：滑数而无力。这是一个少见的方证：竹叶石膏汤证！我随即处方：淡竹叶 15g，生石膏 50g，生晒参 10g，麦冬 20g，姜半夏 10g，炙甘草 10g，粳米一大把，水煎至米熟汤成，日分 3 次服用。5 剂。几天后我的学生接到信息反馈，进药两三天就能进糊状食物，口干好转。没有想到，目前病情已经大有好转。

竹叶石膏汤主治"伤寒解后，虚羸少气，气逆欲吐"（397 条），从后世的医案看，大多用于发热性疾病的后期，患者精神萎靡，极度消瘦，前人常用"骨瘦如柴""形销骨立"来描述，同时伴有严重的呕吐、食欲不振等，或低热不退，或自汗盗汗，或口干喜冷饮，或心烦失眠，或干咳声嘶。其人脉多弱数，舌多干红。这种状况，中医常用"余热未退，津液已伤"来解释。现在临床上发热性疾病不多，但据我观察，肿瘤放化疗后、运动神经元疾病、肌肉萎缩性疾病、营养不良等患者，仍然可以见到竹叶石膏汤证。

竹叶石膏汤止呕开胃。去年曾接诊一位八旬老妪，不能进食，极度消瘦，也是坐轮椅来诊。成天闭眼不语，形如枯木。我开竹叶石膏汤原方，嘱用糯米入煎，将药汤少量频频服用。居然能入口不吐！今年春天还来复诊，情况尚可。前面提到的那位中年妇女，也是很快就吐止进食。

竹叶石膏汤能长肉。我曾治疗L姓青年，患左下肢原发性腺泡状软组织肉瘤，手术切除后2个月即来服用中药。无所苦，唯有手术后体重下降很多。我给他开的是竹叶石膏汤，连服3个月，体重增加6kg。其功效当推人参、麦冬、甘草，这3味药物最能理虚拯羸。

竹叶石膏汤还能止汗疗渴。方中生石膏甘凉，能治汗出多、口烦渴。我曾在德国遇到过几例多发性硬化患者，大多有多汗、怕热、消瘦等表现，我建议用方是竹叶石膏汤。本案患者因为出汗量大，故重用石膏50g。

竹叶石膏汤是《伤寒论》最后一首方，该方证临床不多见。这次我遇见了，而且效果明显，这是件让人高兴的事情。

2017-10-11

说说黄芪建中汤

前天，脸色发黄的 W 女士来复诊。她半年前因为胃痛一年多来诊，胃镜诊断是浅表性胃炎伴糜烂，HP(－)。我用的方是黄芪建中汤。她说服药后症状很快消失了，因为挂号难，也就没有来复诊。近半月来因为忙碌和心情不好，胃病又犯了。她这次的症状依旧，还是胃里不舒服，说不出是饥还是饱，能吃但人无力。我摸其脉：浮缓，稍用力，脉即空如葱。证没有变，方依然是黄芪建中汤：炙黄芪20g，桂枝 10g，肉桂 10g，白芍 40g，炙甘草 10g，干姜 5g，红枣30g，麦芽糖 50g（另烊化）。15 剂。

记住黄芪建中汤，是 20 世纪 70 年代初期。那个时候，我在家乡县城的中医院跟随恩师叶秉仁先生抄方。一位来自农村的壮汉，脸色蜡黄，成天捂着热水袋，一饿胃就痛，一痛必须吃饼干。钡餐透视提示胃溃疡。叶老说，就是中虚胃痛，消化道溃疡多见，当用黄芪建中汤。下次复诊，病情迅速缓解。叶老也很高兴，他说："这是张好方子！" 20 世纪 60 年代初，粮食严重匮乏，许多人得了浮肿病，人黄瘦，脸浮肿得发亮，身子发软，一推就倒，用黄芪建中汤，起效非常快。"那个时候，人吃不饱，缺糖！是饿伤病！黄芪，补气药；饴糖，就是救命药！"叶老苦笑。

20 世纪 70 年代中期，我迷上了清代苏州名医叶天士的《临证指南医案》，天天抄写叶案，反复比较。黄芪建中汤的医案不少，大多用于虚劳久咳吐血。但这位老先生似乎特别怕辛温伤阴，对形瘦肌热者，或出血的，或加人参或当归，常去姜，甚至去桂。观其选方之证，或怕风咳嗽，或自汗身痛，或食欲不振，或面白神倦者。后来又看到常熟市名中医陶君仁先生一则医案，手术后发热不退，也用黄芪建中汤，说是"甘温除大热"，让我印象也很深。

后来，我也学着用黄芪建中汤治病，但是咳嗽吐血很少用，倒是胃病治好过不少，都是那些脸色萎黄消瘦的人。20世纪70年代末期，家乡流传一张治疗胃病的偏方，是用痢特灵加上维生素B_6。我还试着用痢特灵配合黄芪建中汤，效果也不错。

黄芪建中汤是虚劳腹痛的专方。《金匮要略》记载："虚劳里急，诸不足，黄芪建中汤主之。"虚劳，是一种逐渐消瘦不能进食的慢性消耗性疾病。里急，是腹痛的另一种说法。诸不足，是各种功能低下、日常生活能力下降的表现。按此经典方证，黄芪建中汤可以用于慢性消化道疾病，如慢性胃炎、胃及十二指肠溃疡、胃癌、慢性肠炎、营养不良、贫血等。其人通常黄瘦，但有浮肿貌、乏力神疲等，有的以腹痛为主诉，饥饿时、受凉时更为严重；有的以疲惫、自汗为主诉；有的善饥，有的食欲不振。主诉不同，但脉弱则一。脉按之无力，或如葱管，或为细丝。这种状态，中医通常用"中虚"来解释，或者说"脾胃虚弱"。

用黄芪建中汤，饴糖不能少。饴糖又名麦芽糖，这是农家用糯米或小黄米、小麦等制作的食品。饴糖甘甜，不腻膈，不反酸，开胃助消化，现在的说法，饴糖中含有一种叫作低聚异麦芽糖的成分，能够增加消化道内的有益细菌双歧杆菌。饴糖不入煎剂，通常在服用时搅入汤液。

黄芪建中汤中的黄芪，能健脾补气，能利水消肿，还能长新肉、治恶疮，是方中主药。但是，对于形瘦食少者，黄芪用量不必大。

大剂量黄芪可能会产生腹胀，甚至让人胸闷烦躁。黄芪建中汤原方黄芪用一两半，按本人经验换算，是 10g 以内，但古时候的黄芪多野生，当今大多人工种植，所以现在用黄芪可以量大些，通常在 20g 左右。

2017-10-28

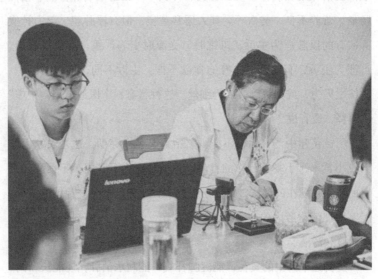

临床带教（2018 年 10 月于南京中医药大学门诊部）

经方中的粳米

粳米入药。在《伤寒论》《金匮要略》中用粳米的方有7首，分别是白虎汤、白虎加人参汤、白虎加桂枝汤、附子粳米汤、桃花汤、竹叶石膏汤、麦门冬汤。

桃花汤粳米用量最大，一升，与赤石脂、干姜同煮，米熟后去滓，服用时再放入少许赤石脂末，治疗下利不止便脓血者。赤石脂是矿物药，能涩肠止泻；干姜温中驱寒，擅长治疗虚寒腹泻。那么，粳米何用呢？据文献记载，粳米在此方的功效可能有二：一是止泻。《名医别录》谓粳米"益气，止烦，止渴，止泄"。《普济方》有方用粳米二合研粉，入水二盏研汁，和淡竹沥一合，顿服，治霍乱吐泻，烦渴欲绝。民间也有用炒焦的粳米煮汤治腹泻的。第二，粳米益气。粳米粥能迅速升高血糖，益气就是给机体充足的热能。《本草思辨录》说："粳米平调五脏，补益中气，有时委顿乏力，一饭之后，便舒适异常，真有人参不逮者，可以想其功能矣。"过去饥荒时，当人饿昏时最好的办法是灌以米汤，就是这个道理。桃花汤主治久利脓血，体力必定委顿，用大量粳米入药，犹如一碗糜粥，顿时让人气力陡增，利于康复。

白虎汤、白虎加人参汤均是除烦止渴方。知母、石膏本是清热除烦止渴药，为何还配上粳米？通常认为粳米和胃气，但细细想来，如此解释有点泛。粳米本身能止烦渴，此说可见《名医别录》。从临床看，当大汗后体力下降时，人多口干舌燥、烦躁不安，此时必须补充能量，米汤是不错的选择。另外，粳米与矿物药同用可能有利于吸收。近代名医张锡纯先生经常用生石膏和粳米等分熬粥治外感发热。但是再一想，风引汤里也有大量的矿物药，为何不用粳米？是否与风引汤主治的疾病多为内有积热，患者也无吐泻、大汗、烦渴等有关？我一下还真说不清楚。

　　麦门冬汤、竹叶石膏汤均是治疗瘦人呕吐、咳嗽、不食的方。麦门冬汤治"大气上逆，咽喉不利"，粳米三合；竹叶石膏汤治"虚羸少气，气逆欲吐"，粳米半斤。粳米何用？《日华子本草》记载粳米"补中，壮筋骨，益肠胃"。《蜀本草》记载"温中，和胃气，长肌肉"。元代名医王好古说："竹叶石膏汤用之以益不足。"看来，粳米的营养价值颇高。想想也是，粳米香滑，无论是煮粥做饭，都让人食欲大增，肥健面润。清代的《重庆堂随笔》最推崇粳米煮粥时的米油："米油乃煮粥锅内滚起沫团，滑如膏油者是也。大锅能煮五升米以上者良。一名粥油。其力能实毛窍，滋养五脏，肥肌体，填补肾精。每晨撇取一碗淡服，或加炼过食盐少许亦可。黑瘦者，服百日即肥白。精清无子者，即精浓有子。"如此说法，有待验证。

　　附子粳米汤是治疗胸腹大痛的方，由附子、半夏、甘草、大枣、粳米同用，粳米半升同煎。主治"腹中寒气，雷鸣切痛，胸胁逆满，呕吐"。附子、半夏止痛可以理解，为何用粳米？费解。近查文献，《肘后方》记载："卒心气痛。粳米二升，水六升，煮六七沸，服。"《本草纲目》记载孟诜的经验，粳米"煮汁，主心痛"。难道粳米粥也能止痛？还是辅佐附子、半夏？值得研究。

数千年来，很多经方就是这么用过来的。这种传统经验我们应该尊重，但如果能搞清楚其中的机理，对制定现代应用的经方规范提供充足的依据，岂不更好？

2017-12-03

方对证 喝口汤

前天，L 女士发微信告诉我，她的耳鸣仅仅服用 1 剂药就消失了！她兴奋地说："前面挂了这么多水，不如您一剂药！"

L 女士 11 月 15 日突发耳鸣，在某机关医院诊断为鼓膜凹陷。两天后耳鸣越来越严重，听力明显下降。两周后去某大医院耳鼻喉科，诊断为梅尼埃病，静脉滴注地塞米松和银杏制剂 1 周，耳鸣一度消失，听力测试仅左耳听力略下降，但继续挂水并服用美卓乐片后，耳鸣再度出现。

她黑胖，圆脸，眼圈发黑，皮肤干而无光，一脸的疲倦，是个很明显的"麻黄人"。我问她发病时是否伴有感冒？她说不明显，但有点咳嗽。我再问是否为月经期？她想了想，说是的。我还问她睡眠如何？她说老是想睡觉。最后，我问大便如何？她说不成形。我说，她这是经期受寒了！她说不觉得，但那几天工作忙，人比较累。证是明显的，投葛根汤合麻黄附子细辛汤方：生麻黄 10g，葛根 60g，桂枝 20g，赤芍 20g，干姜 10g，生甘草 10g，红枣 20g，制附片 10g，细辛 5g。嘱咐温服，药后避风，最好盖被子睡觉，如得微汗最好。果然取效快捷，令人高兴。

这两张方是我治疗突发性耳聋耳鸣的常用方。适用的患者大多壮实，肌肤粗糙暗黄，不容易出汗，嗜睡疲倦，大便溏，发病前大多有疲劳受寒的诱因，女性或在经期。此方服后，大多会微微出汗，取效也在数剂之间。按传统的解释，这是病在太阳少阴两经，里阳已虚，表有风寒。治疗的方法，唯有用麻黄剂发汗开窍。葛根汤原治"项背强"，可以理解为头项腰背的酸重困乏，也可以理解为头目耳鼻的堵塞迟钝状态。麻黄附子细辛汤治疗"少阴病，始得之"，是指疾病突发即出现里证，或精神极度疲倦，脉沉恶寒。从前人医案可知，那些风寒感冒、鼻塞耳聋，可以用葛根汤；那些在极度疲劳后突发的耳聋、失明、口眼歪斜、头痛腰痛等，常用麻黄附子细辛汤。

麻黄剂若对证，起效很快，而且大多伴有发汗。以前有一小方，叫走马通圣汤，记载在《景岳全书》中。方用麻黄、甘草、雄黄、川芎，为散剂，每服一钱，即汗，治疗"伤寒阴邪初感，质强而寒甚者"。"走马"就是形容其起效的快捷。《伤寒论》大青龙汤用大剂量麻黄，原文说："一服汗者，停后服。"只要服用一服，不必尽剂，也可见发汗的猛烈。L女士用的麻黄附子细辛汤与葛根汤，均有麻黄，能发汗，能开窍，取效也很快，但必须对证下方。方证相应，是经方取效的基本原则。"药对证，喝口汤；不对证，用船装。"这句苏南流传的民谣，还真是说到点子上了。

2017-12-17

泻心汤与血小板

没有想到 S 先生的血小板升得那么快，短短 1 个月不到，居然从 2.5 万飙升到 6 万！而且，体力明显改善，原本爬 1 层楼就气喘吁吁的他，现在可以轻松地上 5 层。

S 先生是个近 50 岁的壮汉，2 个月前因为疲劳查出血小板、血红蛋白、红细胞、白细胞均降低，确诊为再生障碍性贫血。因常规治疗效果不明显而求助于中医。他喜健身，体格壮实，但脸色黄暗，疲劳气短，舌淡苔白边齿痕，但脉滑利，眼有神。我用的是泻心汤合四逆汤：生大黄 10g，黄连 5g，黄芩 15g，制附片 30g（先煎 1 小时），干姜 5g，炮姜 10g，炙甘草 15g，7 剂。此方服用 20 剂后，不仅血小板上升，而且 S 先生感到体力增进，能做家务了，也不心慌气短了，睡觉时手足较前暖和。我告诉患者，这个病难治，还要继续服药，观察疗效。

泻心汤合方升血小板，S 先生不是先例。记忆里，我曾治疗过一位体育老师，体型体貌与 S 先生差不多，患血小板减少性紫癜，肤暗腹泻，用泻心汤合附子理中汤，药后 1 周血小板迅速上升。去年在山东接诊一男子肝硬化肿大，血小板减少，齿衄、口腔溃疡屡发，用泻心汤与黄芩汤隔日分别服用，1 个月后血小板完全正常。另外，我还用泻心汤与黄连阿胶汤合用治疗多例女性的血小板减少性紫癜，止血效果不错，血小板也随之上升。

泻心汤是经典的止血方，后世沿用至今，疗效肯定。但是，其止血的机制还不是非常清楚，现在看来许多吐血、便血、月经过多的背后，大多存在着血小板的异常，我在临床也观察到泻心汤有升高血小板数的效果。但是还不够，还需要各位临床医生的共同观察，并需要实验室的配合。寻求经方取效的内在机制，对于建立经方应用的现代规范，无疑是十分需要的。

2018-02-10

柴胡桂枝汤与大黄附子汤治神经痛

春节前的门诊患者依然很多。复诊的 Z 老汉刚坐下就说:"好多了,好多了! 能睡着觉了! "他来自宿迁,患右胁肋部带状疱疹后遗神经痛,痛势甚剧如电击,每夜痛醒七八次,病已经 5 年多。月初来诊时,面色憔悴,一脸痛楚。1 周后来复诊,已经眉开眼笑,一夜仅醒一二次,而且疼痛程度大大减轻。春节前赶来多配点药。

我给他的方是柴胡桂枝汤与大黄附子汤:柴胡 20g,黄芩 15g,姜半夏 15g,党参 10g,生甘草 5g,桂枝 15g,白芍 20g,干姜 5g,红枣 20g。此方早午服用。另:生大黄 10g,制附片 20g,北细辛 10g,附子先煎 40 分钟后入大黄、细辛,开盖煎煮,临睡前顿服。

柴胡桂枝汤在《伤寒论》中是一首治疗发热性疾病的方,但在《金匮要略》中则变为止痛方,被用来治疗"心腹卒中痛"。所谓心腹,包括上腹部、胸胁部等;所谓卒中痛,提示疼痛为突发性,如电击、针刺,临床上许多神经痛常常可以用柴胡桂枝汤治疗。Z 老汉带状疱疹后遗的神经痛,就比较适合此方。

大黄附子汤是止痛方。《金匮要略》记载:"胁下偏痛,发热,其脉紧弦,此寒也,以温药下之,宜大黄附子汤。"所谓胁下,指腋下至腰部;所谓偏痛,不是全腹部,疼痛或在左,或在右,比较固定。Z 老汉的神经痛,与大黄附子汤证相符。

将两方分别煎煮、分别服用,基于以下两点的考虑:其一,患者夜里疼痛剧烈,大黄附子汤止痛力强,故睡前服用;其二,柴胡桂枝汤不仅止痛，也是传统的调和表里方，适用于有神经症状的免疫系统疾病，其人多见全身状况较差、情绪低落、食欲不振等。患者病已5年，不能图速效，可以柴胡桂枝汤缓图。那么，两方为何不共煎同服？因为《伤寒论》《金匮要略》中没有柴胡与附子细辛同用的例子。经方的应用，应当尊重前人用药经验，亦步亦趋、小心谨慎为好。

2018-02-17

"大柴桂苓汤"与代谢综合征

春节前 Y 先生来复诊了，效果令人满意。服用大柴胡汤合桂枝茯苓丸近两个月后，居高不下的空腹胰岛素指标已经下降，从半年前的 303.7mU/L（17.8 ～ 173 mU/L）降至 187.2mU/L！而且，自我感觉舒适，疲劳感减轻，进食后的腹胀感消失。他的妻子也说："先生的脸色不再暗红，好看多了。"

Y 先生年近七旬，身高 180cm，体重 103kg。长期高血压、高脂血症、高尿酸血症、肥胖、脂肪肝，吃过不少西药，但效果一直不理想。这次，他终于露出了满意的笑容。我的用方是大柴胡汤与桂枝茯苓丸的合方：柴胡 20g，黄芩 10g，姜半夏 15g，枳壳 20g，赤芍 15g，生大黄 5g，干姜 5g，红枣 15g，桂枝 10g，肉桂 10g，丹皮 15g，桃仁 15g，茯苓 15g。5–2 服法，即每周服 5 天，休息 2 天。

Y 先生患的是目前一种时髦的疾病——代谢综合征（metabolic syndrome，Mets）。代谢综合征是指人体的蛋白质、脂肪、碳水化合物等物质发生代谢紊乱的病理状态，是一组复杂的代谢紊乱证候，这些代谢紊乱是心脑血管病变以及糖尿病的病理基础。我对这个疾病的命名非常感兴趣，这和中医强调整体的思想不谋而合。这种命名方式，强调了异病同源，同源的本质就是同一种体质，同一个"人"。"代谢综合征"与其说是一种疾病，倒不如说是一种不健康的体质状态。代谢综合征的人群特征就是我们常说的"大柴胡汤人"，这种人群常常集中数病于一身，高胰岛素血症、高血压、高尿酸血症、高黏血症、腹型肥胖、痛风、慢性肾病等，而大柴胡汤就是一张这种体质的调理方。

大柴胡汤由柴胡、黄芩、半夏、枳实、芍药、大黄、生姜、红枣8味药构成，经典方证是"伤寒十余日，热结在里，复往来寒热者"（136条）、"伤寒发热，汗出不解，心下痞硬，呕吐而下利者"（165条）、"呕不止，心下急，郁郁微烦者"（103条）、"按之心下满痛者"（十），古代多用于发热性疾病，以及呕吐腹痛为表现的消化系统疾病。这些年来，大柴胡汤及其加减方被用于治疗高血压、高脂血症、糖尿病、肥胖、胰腺炎、胆囊炎胆石症、抑郁症等各种疾病的报道屡见不鲜。大柴胡汤以其清热、通下、降逆、解郁、止痛的功效，成为当今调理实热性体质、治疗代谢性疾病，以及心脑血管疾病的重要配方。

由于个体差异，临床上用大柴胡汤时需要加味或合方，或加黄连，或加石膏，或合桂枝茯苓丸，或合半夏厚朴汤，或合小陷胸汤，或合桃核承气汤等。大柴胡汤与桂枝茯苓丸的合方最为多见。为便于记忆，我们姑且称此合方为"大柴桂苓汤"。现代经方大家胡希恕先生最擅长使用此方，从他的医案看，此方曾用于高血压、糖尿病、脑溢血、脑梗死、癫痫、脑震荡后遗症、脑炎、头痛、失眠、支气管哮喘等病。本人临床也喜欢应用"大柴桂苓汤"，把它看作"代谢综合征"的常用方。方证识别点主要有以下几点：①面色暗红、上半身饱满、腹型肥胖的人。②上腹膨隆按压疼痛、下腹部充实的人。③舌苔厚、口气重、舌质紫暗的人。④经常无故发怒或头痛失眠的人。⑤有高血压、高脂血症、高血糖、脑梗、心梗以及胰胆胃病的人。根据本人的有限观察，患者服用本方后通常感到全身疲劳感的减轻，腹胀消失，情绪放松，睡眠改善。坚持服用一两个月，部分患者的体重、血压、血脂、血糖以及胰岛素等可有不同程度下降。

当然，我不是说"大柴桂苓汤"是治疗代谢综合征的专方，要确定两者之间的对应关系，还需要做很多工作，但至少是一个思路和经验。代谢综合征的概念提出已经10多年了，但是至今还找不到应对胰岛素抵抗的化学药物，代谢综合征及其各个组分的疾病，也得不到根治的疗法，安全、有效、经济的干预手段也在寻找过程中，在这种情况下，这两首经方的组合，或许能成为攻克代谢综合征难题之路上的一块跳板。

2018-02-19

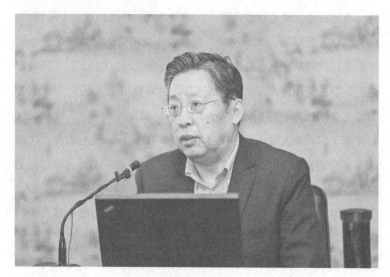

讲学（2018年11月于河南南阳仲景书院）

大柴胡汤加黄连治房颤

今天收到 Z 先生的微信反馈，服用 10 剂汤药后，房颤基本没有发作，有几次心跳到每分钟 95 次左右，偶有早搏。Z 先生是我在春节前接诊的患者。他有高血压，去年秋天出现房颤，发作频繁，曾经住院并服用西药胺碘酮等，效果不佳。他 50 岁左右，体型中等，面容滋润，语速快而频频提问，一脸的焦虑。询得房颤发作大多在晚上，尤其是饱餐后，平时容易出现胸闷、嗳气等。按其上腹部有抵抗感和轻度压痛，舌苔较厚。我的处方是大柴胡汤加味：柴胡20g，黄芩 10g，姜半夏 15g，枳壳 30g，白芍 15g，制大黄 5g，黄连5g，厚朴 20g，陈皮 30g，干姜 5g，红枣 20g，每天 1 剂。10 剂。

用理气攻下方药治疗房颤的经验，得益于家乡夏武英先生临床经验的启发。一位房颤的老妪，我用炙甘草汤合生脉散后无效反剧，夏老询得诱因是过食猪油炒饭，并有便秘腹胀，遂用大承气汤加味而愈。此案例对我影响很大，于是再也不敢乱用补药治心脏病。10多年前，一位熟人的妻子频发房颤，服用许多抗心律失常药物，还是经常发作。来人一看，红润丰满，她在叙述病情时提到一个细节：不敢多吃，吃多了就腹胀，一胀房颤就发。我用大柴胡汤加黄连，很快取效，西药也不吃了。后来，也常常碰到类似的患者，大多表现为腹胀腹痛、嗳气呕吐、反流吞酸，而且其人多唇红面油，上腹部充实饱满，舌苔厚有口气，很多人伴有高血压、高脂血症、脂肪肝、肥胖等。我通常用方是大柴胡汤加黄连，或合栀子厚朴汤，或合桂枝茯苓丸，或合橘枳姜汤，见效较快，三五剂后患者感到舒适，继续服用一段时间，部分患者心律趋于平稳。

　　大柴胡汤是古代的消化系统疾病用方，是降逆止呕除胀止痛的有效方。为何用大柴胡汤治疗房颤？传统的解释是病机属食积气滞或热结在里，患者表现的是实证、热证，与大柴胡汤证相应。这几年，网上有关房颤与胃及食管反流病相关的文章多起来了，越来越多的证据显示胃及食管反流病是一部分房颤的独立致病因素，甚至有学者建议将胃及食管反流病的消化道外并发症加上房颤。关于引发房颤的可能机制，有人提出有迷走神经刺激、局部心房炎症、冠脉血流减少、裂孔疝导致的机械刺激以及自身免疫反应等，临床上主张使用质子泵抑制剂。这些文章对大柴胡汤治疗房颤提供了佐证。我更加坚信"有是证用是方"这个传统临床思维模式的正确与实用。

　　为何加黄连？黄连除烦治痞利。许多房颤患者大多有痞，也有烦悸。其苔厚，其脉滑数，其眠浅，用黄连最为合适。葛根芩连汤用三两黄连，治疗"脉促"。促有两种情况：一是脉来急促，与脉数同；二是数中有歇止。《仁斋直指方》用黄连与朱砂、生甘草为细末为丸，治"心烦懊忱反复，心乱怔忡，上热，胸中气乱，心下痞闷"。黄连方治疗快速性的心律失常，也是有文献依据的。

2018-02-21

桃核承气汤与膀胱炎

近日用桃核承气汤治疗一例膀胱炎尿血患者，印象较深。她是一位 40 多岁的女性，先尿频尿急，继而尿血尿痛，因尿后痛而差一点让她从坐便器上跳起来。服用猪苓汤后肉眼血尿消失了，但依然尿频，而且头痛腰痛，洗碗都不行。我按压她的下腹部充实疼痛，觉得是瘀血证。先问其月经如何？她说已经逾期七八天，还没有见动静。再问其大便如何？她说大便 3 天没有了，前面几天也是黏滞不爽。我嘱她停服猪苓汤，改用桃核承气汤的颗粒剂。中午服用后，晚上肚子一阵绞痛，大便畅行，其后所有症状全部缓解；第 2 天月经来了，不仅尿道症状消失，头痛腰痛也随之消失。J 女士患的是膀胱炎，据她回忆，第一次发作是 2005 年，那次是输液，反应大，天旋地转，然后呕吐，稍好一点，一累就复发，痛苦不堪。五六年前又大发作，服用我开的猪苓汤合四逆散，多年没有发作。这次是家务烦劳，睡眠少，再加忙得没有喝水，才导致尿血。她说："这次用猪苓汤控制尿血快，桃核承气汤收尾干净利落。"

我治疗尿路感染的思路，初学医时是清热利湿，八正散以及金钱草、海金沙、车前草等多用，多配合西药。后来学经方后，多用猪苓汤合四逆散，或者加栀子柏皮汤。近来看微信群中有同道介绍，桃核承气汤治疗尿路感染的经验，正好遇到这位女士，用后果然不错。

桃核承气汤的原文："太阳病不解，热结膀胱，其人如狂，血自下，下者愈。其外不解者，尚未可攻，当先解其外；外解已，但少腹急结者，乃可攻之，宜桃核承气汤。"（106条）其经典方证的关键词有三：一是其人如狂，二是少腹急结，三是血不下。"其人如狂"是精神心理症状，指患者常常狂躁不安，欲狂奔，欲打人，或神志不清，或头痛，或失眠。"少腹急结"是客观指征，指下腹部疼痛、胀满，按压腹部充实，触诊可有结节、包块、粪块等。"血不下"是据原文"其人如狂，血自下，下者愈"反推而来，也是蓄血的一种表现。从后世许多医家的医案可见，适用桃核承气汤的女性有月经来而不畅，色黑有血块，或过期不至，或闭经，经期症状加重；产妇或胎盘不下，恶露不止；男性或有小腹疼痛，痔疮便秘等。服用桃核承气汤后，患者不仅仅泻下黑便，如月经来潮或阴道出血，或出现便血、尿血，为疾病向愈的征兆。J女士这次发病的表现与桃核承气汤证非常契合。

桃核承气汤是一首经典的攻下瘀热方，由大黄、桂枝、桃仁、芒硝、甘草构成。历代用此方治疗精神病、妇产科病、急性肾功能不全、男科病、骨伤科疾病、皮肤病外，还用于头面部的慢性感染等。传统的认识，桃核承气汤主治蓄血瘀热，病位在下腹部，所谓的"热结膀胱"。显然，古人所谓的膀胱是指部位，桃核承气汤也并不仅仅用于膀胱的疾病。但是，膀胱的病，也确实有与桃核承气汤证相重叠的时候，本案就是这种情况。

2018-04-20